U0232717

项目资助：广州市教育局2020年广州市高校创新创业教育项目

"大学生线上+线下创新创业教育综合服务平台建设"（编号：2020PT101）

生物医学创客0-1

—— 大学生创新创业教育实践

孙俊川　主编

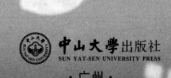

中山大学出版社
SUN YAT-SEN UNIVERSITY PRESS

·广州·

版权所有　翻印必究

图书在版编目（CIP）数据

生物医学创客 0-1：大学生创新创业教育实践/孙俊川主编. —广州：中山大学出版社，2023.11

ISBN 978-7-306-07814-8

Ⅰ.①生…　Ⅱ.①孙…　Ⅲ.①生物医学工程—大学生—创造教育—研究　Ⅳ.①R318-4

中国国家版本馆 CIP 数据核字（2023）第 099585 号

SHENGWU YIXUE CHUANGKE 0-1

出　版　人：王天琪
策划编辑：金继伟
责任编辑：梁嘉璐
封面设计：曾　斌
责任校对：金继伟
责任技编：靳晓虹
出版发行：中山大学出版社
电　　话：020-84110283，84113349，84111997，84110779，84110776
　　　　　发行部 020-84111998，84111981，84111160
地　　址：广州市新港西路 135 号
邮　　编：510275　传　真：020-84036565
网　　址：http://www.zsup.com.cn　E-mail：zdcbs@mail.sysu.edu.cn
印　刷　者：佛山家联印刷有限公司
规　　格：787mm×1092mm　1/16　16.25 印张　275 千字
版次印次：2023 年 11 月第 1 版　2023 年 11 月第 1 次印刷
定　　价：68.00 元

如发现本书因印装质量影响阅读，请与出版社发行部联系调换

本书编委会

主　任：黎孟枫

副主任：张锅红　刘叔文

主　编：孙俊川

副主编：段俊杰　陈士良　闫晓倩　朱汉祎　熊清清

编　委：彭鸿娟　刘　辉　孙穗榕　尔夏提　王　昊

　　　　黄城威　周　一　李文福　谭伟文　陈思维

　　　　钱祎璠　曾薇凝　赵昕然

目　　录

1　生物医学创客概述

1.1　什么是生物医学创客

"创客"本指勇于创新，努力将自己的创意变为现实的人。创客这个词译自英文单词"Maker"，其精神和理念发源于美国。如今，创客活动不仅被认为是一种创新和创造活动，还可以是一种学习的方法或过程，也可以是一种教学方式，甚至可以是新的生产模式。

一般认为，"创客"的理念最早起源于 1968 年。被称为"创客运动之父"的麻省理工学院教授——西摩·帕佩特（Seymour Papert）与同事开发了 LOGO 语言，并致力于引导儿童通过编程来使用计算机制作自己想做的东西，同时在这一过程中主动建构知识。通过创造过程主动构建知识，即创客教育的核心理念。这一理念被麻省理工学院媒体实验室（Media Lab）的众多研究者传承下来。21 世纪初，尼尔·格申菲尔德（Neil Gershenfeld）创立"微观装配实验室"（Fab Lab），初衷就是让学生能够实现自己的创意，制造出自己想制作的一切物品。这一理念与"通过创造过程主动构建知识"一脉相承。微观装配实验室就是所有创客空间的鼻祖。

"创客文化"的历史比"创客运动"更加久远。一般认为，创客文化起源于"车库文化"，即一种在车库中创造物品的传统。美国人似乎很早就有在车库中搞发明创造的习惯，可能是因为方便——车库里工具齐全，而且场地宽阔，方便捣鼓一些自己想制作的东西。惠普、苹果等硅谷中的很多著名企业都是在车库中起家的，这些企业把车库文化传承和注入硅谷文化中，让创新创业成为创客文化的重要组成部分。

随着桌面制造技术的发展、开源理念的盛行，创客们赖以创造的技术条件和制造条件更加容易获得，而互联网的兴起让创客们能够更加方便地深入交流，这些都促进了创客群体和创客活动的发展。如今，创客不仅仅包括创新创业的一群人，而且包括为了学习和兴趣而开展创造活动的一群人。一类被称为 "Zero-to-Maker"，即创意阶段的爱好者，其执着于一个兴趣并寻求创意实现的指导和资源；另一类被称为 "Maker-to-Market"，即创业型创客，其目标是实现创意的产品化、产品的市场化。如果对产品性质再继续细分，又可以分为娱乐创客（为兴趣而创造，自娱自乐的创客）、产业创客（为了创业而创造产品并让产品走向市场的创客）、教育创客（从事创客教育或秉承创客教育理念开展教育的创客）等。若按照产品涉及的技术门类或行业门类细分，则可分为电影、音乐、美术、摄影、戏剧、设计、技术、食品等，电子创客和生物医学创客都属于技术门类。任何行业都可以有创客，只要人们主动去进行创意和实现创意。

以下简要介绍几个行业的创客具体是做什么的，让大家对创客的概念有个大致的、感性的认识。

1.1.1　音乐创客

这里，我们专门介绍音乐创客，目的是向大家说明，创客已经深入各行各业中了，只不过我们平时并未注意他们。音乐、设计、文学、电影、食品等行业都存在一些个性化、小众化的需求，满足这些需求的产品一般都由创客创造和生产。同时，也因为一些小众化的需求无法得到满足，一些人会选择 DIY 的方式来满足自己的需求。他们有的以创业赚钱为目的，有的以满足兴趣爱好为目的，都能归结到创客活动中去。这里以音乐创客为例，方便大家了解创客们存在的方式。

音乐创客大多属于产业创客，即在文化产业中的音乐领域开展创新创业项目的创客，如唱作人、从事音乐教育的个人工作室、音乐网红等。随着技术的发展，音频处理的技术门槛越来越低，利用比较简单、便宜的设备制作出高质量的音乐音频成为现实。过去，制作唱片、录制 CD 是专业化的公司才能做得到的事情，而现在人们可以运用 MIDI 音乐设备很方便地生成和编辑音乐音频，可以用不太昂贵的音频设备录制声音，用不是很昂贵的声卡或软件来处理和合成音频。作品发布方面，分享和发布作品的平台也非常丰富，大大简化了产品的销售。这些便利条件使一些有才华的音乐人能够进行作坊式的音乐作品创作和销售活动，成就了一批音乐创客。无论是通过销售作品还是通过在社交媒体进行直播和视频上传，音乐创客们都能将其作品变现，得到一份收入。甚至，某些流量巨大的作品能够带来不菲的收入。除了音乐，现在我们说的一些网红其实也应属于这种类型的创客。

音乐创客中也有很多不以营利为目的的娱乐创客，他们创作是出于兴趣爱好，分享作品的目的是得到人们的欣赏与认可。随着学校教育的发展，青少年也能享受到更好的音乐教育，一些青少年的音乐创作能力得到了很好的培养。加之音乐制作门槛的降低，一些中学生也能够依照自己的兴趣从事音乐创作，成为音乐创客。据报道，一初中女生偶然得到灵感，花半小时作曲完成了歌曲 *SHE*，上传到 B 站（bilibili）后获得了 500 万播放量。这正是音乐创客的典型。

1.1.2 电子创客

电子创客，顾名思义就是电子行业的创客，这可能是当前最常见的创客种类了。大多数创客可能都主要依靠电子类技术进行造物。由于开源硬件的盛行，很多人都能够利用开源硬件来创造各种"黑科技"产品（图 1−1）。

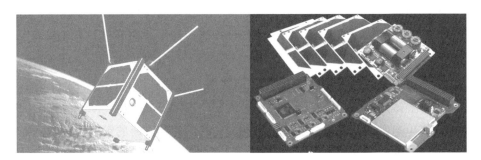

图 1−1 ArduSat：一个开源 Arduino 卫星项目（通过众筹发射）

图片来源：https：// www. kickstarter. com/projects/575960623/ardusat-your-Arduino-experiment-in-space

电子创客不是只利用电子技术来创造产品，电子创客的产品的核心创意偏向电子技术和计算机技术。一般来说，创客们会利用机械结构为产品打造身躯，再用电子技术为身躯提供能源和动力，最后利用计算机技术为产品塑造大脑和灵魂。这里的电子技术偏向于电路原理设计，采用各种传感器等设计电子电路，再通过一定的控制程序实现特定的功能。这里的计算机技术指的就是针对相应的电路和机械结构设计控制程序。可见，在创客们的创意中，机械、电子、计算机技术实际上是融为一体的，缺了任何一个环节都不能实现其创意。但是，电子技术是连接机械结构和控制程序的桥梁，人们也习惯于在电子创客社区进行交流，所以现在的电子创客社区特别发达，相应的生态也更加完善，因此我们也习惯将一般的创客归于电子创客这一类。也就是说，如果作品没有用到比较明显的非电子专业门类的技术，我们一般都将其归结于电子创客作品。所以，一般的"黑科技"创客，都是电子创客。

下面，我们列举一些电子创客工具，可以从侧面反映出电子创客的一些技能情况。一般认为，电子创客工具分为三类，分别是工具、耗材和仪器仪表。工具主要有电烙铁、烙铁架、偏口钳、镊子、尖嘴钳、锉刀等；耗材主要有焊锡丝、松香、焊锡膏、面包板、导线、飞线、杜邦线、面包板专用跳线等；仪器仪表主要有万用表、示波器等。此外，创客必备的工具还包括一些机械加工工具和材料，如 3D 打印机、激光切割机、小型桌面 ICNC 设备、胶枪、各类标准件和常用件（如螺丝、螺母、铜柱等）等。由此可见，电子创客的技能其实包括机械、电子和计算机软件硬件等方面的专业技能，能够制作的产品可谓包罗万象，因此大部分创意设计作品都可归于电子创客作品中去。

本书中提及的电子创客，指的就是利用开源硬件进行创意和制作的创客，这个群体是创客的主要部分，也是人们口中常说的创客。同时，这个门类的创客生态发展得比较成熟，从上游的硬件厂商到下游的销售平台都已经有了比较完善的形态。

1.1.3 生物医学创客

如前所述，电子创客的技能其实非常宽泛，以电子技术为基础其实可以创造很多门类的产品。如果一个电子创客产品用到了一些农业知识，并且创意的主要原理来源于农业方面的知识，那么这样的产品究竟应该算电子创客产品还是农业创客产品呢？本书倾向于将其归于农业创客产品。

例如，一个基于声振法的检测西瓜是否成熟的作品，其原理是根据声音频率与西瓜糖度的关系来检测西瓜是否成熟。作品的作者是农业研究人员，他们首先进行了实验，确立了原理。用振锤击打西瓜瓜蒂，从瓜脐处接收传递过来的声波，检测共振频率，然后检测西瓜的糖度。经过实验获取大量数据后，通过统计分析，作者发现某些共振频率与西瓜的糖度呈正相关，于是确立了声振法检测西瓜是否成熟的原理。根据数据，编写特定的算法程序，通过检测锤击西瓜传导的声波的共振频率就能够判断西瓜的成熟程度。这样的作品，其核心原理来自农业方面的实验，尽管是通过电子技术来实现的，但我们将其归于农业技术的门类。因为电子技术在这个创意中只是实现手段，起到辅助作用，真正的创新在于农业实验方面，所以本书倾向于将这类作品归于农业创客产品。

类似地，如果一个创客作品的主要原理来自生物医学技术，通过电子技术等其他门类的技术实现了该创意作品，那么这个作品就是生物医学创客作品；从事这类作品创作的人们就是生物医学创客。于是我们不难理解什么是农业创客，什么是公安技术创客，什么是教育创客，等等。

典型的生物医学创客作品有：开源的生物医学实验设备、某种新的实验技术、某种新的试剂、某种新的 DIY 实验设备、某种新的药物、某种新的医疗器械或可穿戴设备等。

1.2　生物医学创客做些什么

本书提到的"生物医学创客"，即用生物医学方面的技术进行创意和制作，或者通过制作过程进行相关知识的学习的创客。他们或者 DIY 实验仪器和设备，或者开发新的实验技术、方法、试剂，或者利用生物医学技术设计制作出可穿戴设备，或者创造各种实验和实践的条件以便更好地学习生物医学知识、完成学业。他们有的将新发明的试剂、技术和 DIY 设备开源和销售变现；有的以学习知识为目的，购买别人的产品进行组装和搭建实验环境。

1.2.1　国外生物医学创客活动概览

国外的生物医学创客出现较早，他们是热衷于生物和医学专业的一群"生物黑客"。"黑客"这个词来源于计算机领域，但"生物黑客"们认为，生命也是程序，就像编写计算机程序一样，他们想通过编辑 DNA 来探索生命的奥秘。他们会想办法用非常廉价的方案制作超净工作台、PCR 仪、培养箱、离心机、电泳仪等设备，从搭建廉价的实验环境，到开发廉价实验方法，自己改造菌种，发布开源项目，给其他研究者提供工具、方案和试剂，等等。他们追求的是开源的设计、廉价的设备及极富创意的实验方法，他们利用廉价的实验环境检测各种疾病、为最新的流行病制备疫苗、修补受损的基因，甚至是运用生物技术制造新的食品。就像开源硬件和开源软件的理念一样，他们的追求是让生物技术能够被每一个人使用。以下是著名的生物黑客网站 DIYbio 上公布的一些开源项目，我们由此可以了解国外生物医学创客们在做些什么。

（1）BioArtBot（生物艺术机器人）项目①。

生物艺术机器人项目是加利福尼亚州奥克兰的一个社区科学实验室的开源生物医学创客项目，其目标是帮助更多的人接触科学，并从中得到乐趣。该项目制作了一种液体处理机器人，这种机器人实际上类似一种打印机，材料是某种特殊的带有微生物的液体。通过这种机器人，可以将微生物按照图纸的预设"打印"到培养皿上，然后经过几天的繁殖，让微生物生长并呈现出图纸上的艺术图形。这种打印方式下，每一个"像素"都是一个微生物群落。打印使用的菌类是通过了基因改造的大肠杆菌，这种大肠杆菌能够呈现出明亮的颜色。志愿者们通过基因修饰让大肠杆菌能够生长出不同的颜色，从而使生成的图像丰富多彩（图 1-2）。

---

① https：//github.com/DIYbiosphere/sphere/blob/master/_projects/BioArtBot/BioArtBot.md

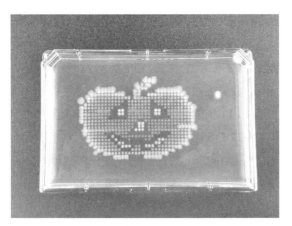

图 1-2　BioArtBot 项目：用显色的大肠杆菌打印的"苹果"

图片来源：https：// github. com/DIYbiosphere/sphere/blob/master/_ projects/
BioArtBot/BioArtBot. md

（2）Open PCR①。

这是一个开源项目，其目的是以低成本提供基因诊断和聚合酶链反应技术。这个项目是最早的 DIYbio 实验室硬件项目之一（图 1-3）。

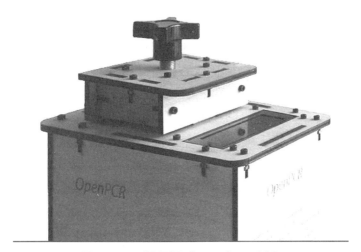

图 1-3　开源 PCR 仪——Open PCR

图片来源：https：// openpcr. org/

---

① https：// openpcr. org/

PCR 即聚合酶链反应，是以某段 DNA 为模板，在 DNA 聚合酶和核苷酸底物共同参与下，将该段 DNA 扩增至足够数量，以便进行结构和功能分析的技术。PCR 检测方法在临床上快速诊断细菌性传染病等方面具有极为重要的意义。Open PCR 出现之前，进行 PCR 实验的仪器很昂贵，且依赖于特定的实验室环境。Open PCR 的出现，不仅大幅度降低了 PCR 仪的价格，而且让人们可以购买材料 DIY 一个 PCR 仪，让学生也能方便地随时开展实验。可见，生物医学创客作品可以让昂贵的生物医学实验大众化，并可以为普通学生进行生物医学研究创造实验条件，这对实验教学资源匮乏的爱好者们有重要的意义。

（3）Open Insulin（开源胰岛素）项目①。

这是一个生物黑客团队的开源项目。这个项目正在研究更新、更简单、更便宜的制造胰岛素的方法。这个生物黑客团队认为，任何需要胰岛素的人都应可以免费获得胰岛素。因此，他们正在开发一个免费的、开放的胰岛素生产协议，并希望该研究能够成为这种救命药物的仿制药生产的基础。这个团队不仅研究方案，生产涉及的开源硬件，而且研究可持续的监管途径。这个项目虽然面向所有人开放，但并不是所有人都有能力参与的其参与者均是技术高超的生物黑客。

（4）Real Vegan Cheese（RVC，纯素奶酪）项目②。

该项目（图 1-4）来自加利福尼亚州奥克兰的一个社区科学实验室。这里的生物医学创客们的初衷是开发一种真正的素食奶酪——用一种环保的，对于植物而言友好的，且能够解放动物的方式来生产奶酪。这种方式不需要奶牛，因此和动物无关，被称为"纯素奶酪"。纯素奶酪是一个"草根"的、非营利的研究项目，致力于利用细胞农业生产真正的奶酪。创客们将奶酪蛋白质的基因添加到酵母和其他微生物群落中，将它们转化为小蛋白质工厂，然后通过添加植物脂肪和糖来制造真正的奶酪。这种纯素奶酪不是奶酪的替代品，而是与使用牛奶或羊奶制造的奶酪一样！团队致力于开放科研，并确保其研究结果可用于全球社区，以实现可持续的无动物乳制品行业。

---

① https：//openinsulin.org/
② https：//www.realvegancheese.org/

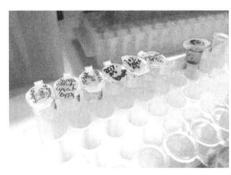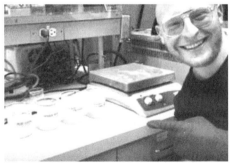

图1-4　使用微生物群落生产奶酪蛋白质（左）将纯化的奶酪蛋白质结合成胶束（右）

图片来源：https：//www.realvegancheese.org/projects

　　这个项目有很多子项目，包括奶酪蛋白质生产，用重组奶酪蛋白质制作无动物奶酪，为了宣传项目有关道德及环境方面的前景深入社区举办展会，等等。

　　（5）e-NABLE 3D 打印义肢项目。

　　e-NABLE 是一个由 3 万名志愿者组成的国际化项目。该项目设计并 3D 打印义肢和义手（图1-5），免费发放给有需要的人们。多数受捐者是儿童，对于他们来说，医疗级别的义肢重量大、价格昂贵且不能弄湿或弄脏，此外，随着儿童体格的增长，旧的义肢无法适配，频繁更换义肢令家庭难以负担。而 3D 打印义肢具有质量轻、个性化定制、方便更换的优点，可以完美满足以上需求。对于一些罕见的先天症状，没有一家公司愿意生产相应的儿童产品，但该项目的 3D 打印义肢却可以派上用场。对于许多孩子而言，该项目的 3D 打印义肢带来的最大解脱是"社会心理上的"——你从一个手很奇怪的小孩，变成了一个手像超级英雄似的小孩，这让朋友们感到很好奇，有助于儿童战胜抑郁。

　　e-NABLE 团队没有为他们的设计申请专利，而是把他们的文件发布到了公共领域，允许任何有需要的人都可以制造该版本的义肢，或在其基础上加以修改。团队并不支付设计者工资，也不向受捐者收费，一切的设计由志愿者自行开发，并通过投票决定是否投入生产，通过这种去中心化设计，将 3D 打印义肢开放给所有人。

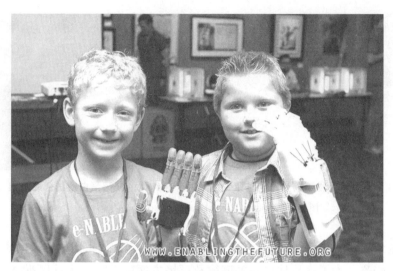

图1-5 3D打印义肢

图片来源：https：//www.enablingthefuture.org

从上面列举的几个项目来看，除了一些开源的 DIY 设备和仪器，以及社区科普类项目，一些高阶项目的参与是有专业知识和技能的门槛的。尽管某些项目宣称不需要任何的生物学基础就可以参与，但这些项目需要投入一定的资金，也不是普通的爱好者能够接受的。基于这个原因，笔者将这类对专业技能要求较高的高阶项目称为"生物黑客"级别的项目，而那些技能高超的生物创客们则是"生物黑客"。入门级别的生物医学创客最好还是从 DIY 一些简单的设备开始。

除了"生物黑客"级别的项目，一些国外医学院校的图书馆①还建立了适合初级创客的创客空间，这些创客空间的配置和活动与一般电子创客的类似（表1-1）。这可能是因为电子创客技能可以作为生物医学创客的基础技能，而且与生物医学工程专业有共通之处。

---

① 国外很多图书馆都会建立创客空间，创客空间最初就是依托图书馆发展起来的。

表1-1 国外一些医学院校图书馆创客空间配置情况①

图书馆名称	空间名称	资源设备
纽约大学健康科学图书馆	护理创客实验室	切割技术类：切割打印机、高温热融胶枪、印刷电路板数控钻铣床、电动工具、焊接工作台。 编织与缝纫类：缝纫机
明尼苏达大学生物医学图书馆	创客空间	切割技术类：乙烯基切割机、焊接工作台。 3D设计与打印：3D打印机。 编织与缝纫类：缝纫机
加州大学旧金山分校图书馆	创客实验室	3D设计与打印：3D打印机、3D扫描仪。 切割技术类：切割打印机、3D雕刻机、焊接工作台。 手工艺类：按钮磁铁、针织刺绣套件、珠宝制作套件。 虚拟现实技术：VR头盔、虚拟现实耳机、4K无人机。 编程电子设备：树莓派、Arduino工具包、球形机器人
马里兰大学医学院健康科学和人类服务图书馆	创新空间	3D设计与打印：3D打印机、3D扫描仪、3D打印笔。 虚拟现实技术：VR头盔、虚拟现实耳机、4K无人机、虚拟现实显示屏、谷歌纸盒。 手工艺类：按钮制作工具。 医学模型类：可拆卸DNA模型、分子模型
坦普尔大学医学院金斯堡健康科学图书馆	创新空间	3D设计与打印：3D打印机、3D扫描仪。 虚拟现实技术：虚拟和增强现实系统、高端笔记本电脑。 教学设备：支持信息技术的对话亭、可转换的信息技术教学讲台。 医学模型类：可拆卸DNA模型、分子模型

① 夏晶：《战略生态位管理视角下的医学院校图书馆创客教育实践与启示》，《大学图书情报学刊》2021年第2期。

1.2.2　国内的生物医学创客活动

随着我国高校创新创业教育的不断深化发展，我国高校的医学专业中也开始出现生物医学创客，但这些创客的兴趣点与国外的生物医学创客兴趣点有明显的不同。

我国很早就开始重视大学生创新创业教育工作，但因为医学相关专业相对于其他专业而言课程设置较多，学生课业负担较重，且"职业"性更强、学生就业的目标更明确，所以医学专业的学生更重视专业知识的学习，能够进行创新创业的学生是少数。尽管医学院校中还存在学生创新创业主体意识不强、医学生创业成本和风险日益增大、创新创业教育体系不完善等问题，[①] 但随着国家对创新创业教育的日益重视，很多医学院校建立了独立的创新创业学院，开辟了创客空间，并开始逐步建立创新创业课程体系。我国医学院校中，已经建立的医学相关创客空间包括康复医学创客空间、护理学创客空间、寄生虫学创客空间等。

表 1-2 显示了以下是我国医学院校已经建立或者正在考虑建立的一些类型的创客空间，我们可以从中了解我国生物医学类创客的主要活动和发展趋势。

表 1-2　我国医学院校已经建立或者正在探讨建立的生物医学相关创客空间

创客空间名称	典型案例	活动内容	备注
康复医学创客空间	武威职业学院康复治疗创客空间[②]	软、硬件开源，康复技术创新，创客教育	已开展了"八段锦疗法""便携式折叠房屋"等创新项目

---

① 安益强：《基于众创空间的医学院校创新创业教育研究》，《卫生职业教育》2019 年第 15 期。

② 侯相民、蔡济众、杨如松、马琪、高晓莉：《高职医学类专业创新创业教育平台建设实践探索——以武威职业学院康复治疗创客空间为例》，《卫生职业教育》2019 年第 12 期。

续表1-2

创客空间名称	典型案例	活动内容	备注
护理学创客空间①	遵义医学院护理学创客空间②	护理学创客教育，配置了护理实操设备和工具让学生使用，配置创客工具如3D打印机、VR眼镜、激光切割器、电子加工工具、手工制作包、塑料结构件、彩色卡纸等，让学生发挥创意，设计制作新工具	已开展了"多功能采血车""可变式新生儿鸟巢"
寄生虫学创客空间	锦州医科大学畜牧兽医学院寄生虫学实验室③	创客自主设计并完成寄生虫学综合实验，以创客教育和教学为主要目的	—
创客工坊	南方医科大学	电子创客、DIY生物医学实验设备、生物医学相关创意创新	开展了创客技能培训，孵育了"虫见康"等多个优秀创新项目
医学图书馆创客空间④	正在探讨和考虑建立		

此外，一些国内相关创客企业也表现出强大的生命力。赛纳三维提出彩色多材料3D打印项目，该项目的核心应用价值是可以对万物进行仿真，满

---

① 江智霞、杨凯涵、肖烨、王小鹏、蒋德玉：《护理学创客空间建设的构想》，《护理学杂志》2017年第9期。

② 黄迪：《遵义医学院护理学创客空间产学研实践基地揭牌仪式顺利举行》，https：//nursing.zmu.edu.cn/info/1540/3671.htm。

③ 李明、孙莉：《寄生虫学实验室"创客空间"的构建与实施》，《安徽农学通报》2017年第4期。

④ 夏晶：《战略生态位管理视角下的医学院校图书馆创客教育实践与启示》，《大学图书情报学刊》2021年第2期。

足视觉需求、触觉需求，具有一定的物理性能。在仿真人体组织、艺术、文创设计、个性化小批量制造上，该项目应用前景广阔。该项目在医学教育的应用中体现出了优秀的适配性，在一定程度上取代了大体标本，缓解了大体标本获取困难的处境。而传统的医学教具因模型精度差、材料上色不良等缺陷，在医学教育中起到的引导作用有限，彩色多材料 3D 打印的教具则克服了以上缺点。

赛纳三维团队通过特殊多通道喷射原理、分子结构设计及配方设计，构建新型聚合物网络体系，开发了多种打印材料，与医院在科研、病理（病灶）展现、器官仿真等领域全方位合作，自建或者共建医疗 3D 打印实验室，形成 3D 打印定制眼镜、手术模型等应用场景（图 1-6）。彩色多材料 3D 打印出的病例模型在临床上也有广泛的应用，可以指导医生更全面地了解病灶的结构及周围组织的毗邻关系，在手术中起到导航的作用；也可以用于和患者家属进行更清晰的沟通，增加医患双方信任度。

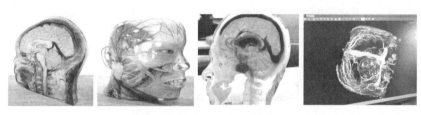

图 1-6 3D 打印＋医疗应用

由此可见，随着创新创业教育工作的深入发展，我国医学院校已经出现了生物医学创客的萌芽。由于起步晚、实践教学需求紧迫等，我国医学院校的创客空间更强调创客教育功能，因此在作品的选题方向上，鲜见"生物黑客"级别的作品。结合国内医学院校的需求及现有医学相关创客空间的发展情况，我们认为国内的生物医学创客开展一些以学习和实践为主的"专创融合"的创意制作是比较符合当前实际的。

1.3　为什么要开展生物医学创客活动

生物医学创客被认为是独立于传统科研机构之外的，开展生物实验研究的个人或团体。生物医学创客活动通常是开展一些关于基因编辑、药物、植入物等的实验，用以提高生物体的能力和质量。

生物黑客们认为，去研究、理解生物学的奥秘是每一个人的自由和权利，关于生物的科研工作不应该被局限在传统的科研单位中，而是人人都应该有机会去研究。这种理念有很深厚的文化基础，它包括源自 1960 年的 DIY 文化，源自 1980 年的软件开源运动，源自 1995 年的公民科学运动，源自 2007 年的硬件开源运动等。

正是这一个崇尚自由、创造与分享的群体，让生物学科研活动渗透到民间。生物黑客活动开展后，很多实验设备被搬到普通人的家里：DIY 基因枪的出现将平常需要数千欧元的基因枪设备成本降低到 50 欧元；Open PCR 的出现让昂贵的热循环仪价格降低到几百元人民币；爱尔兰的 Cathal Garvey 实现了卧室生物实验室……这些 DIY 设备的出现把枯燥冗长的重复劳动和昂贵的仪器变得简单有效和便宜。正因为此，才有了诸如 "Juicyprint"（用果汁和啤酒渣 3D 打印细菌纤维素物体）、"Duckweed"（从尿中提取蛋白质种植浮萍进行饲养活动）、"Apple Ears"（用苹果作为支架注入人体细胞，图 1 - 7）等生物黑客项目。此外，一些发表于《自然》的优秀科研成果也可以在生物黑客搭建的实验环境中进行重复和继续研究，例如利用 CRISPR 技术进行基因编辑、研究利用病毒治疗癌症等等。

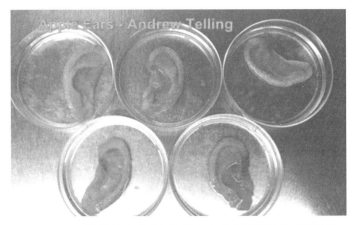

图 1 - 7　用苹果作为 "支架" 注入人体细胞制造的 "耳朵"
（Andrew Pelling · TED2016）

图片来源：https：//www. ted. com/talks/andrew_pelling_this_scientist_makes_ears_out_of_apples

　　由此不难看到，生物黑客活动事实上壮大了生物科研的范围和群体，不仅有利于科普，而且能为社会注入创新的活力。当然，在推广生物黑客活动的时候，尤其要注意生物安全防护，以免发生重大安全事件。

　　对于我国目前的情况来说，能够接触到基因、合成生物学等领域的人还非常少，大多数医学院校的学生往往忙于记忆专业知识，除了学校安排的实验外，难以经常开展实践活动。开展生物医学创客活动，有助于促使学生主动学习一些创客技术和知识，并将其用于专业领域。这不仅符合当前推行创新创业教育的需求，而且有助于学生在实践中构建自己的知识，把专业知识学得更加扎实。

　　对于个人而言，进行生物医学创客方面的学习对个人发展有很大的助益。在实践中，我们面对的问题往往需要多专业领域的知识，并不局限于一个专业，创客活动也具备这个特点。开展创客项目时，需要进行多专业知识的整合与协调，需要进行团队合作，在很多时候都需要学习一些新的知识才能完成项目，这有利于医学生构建自己的知识，让自己的视野、知识和技能不局限于单一的专业。进入生物医学创客这个群体，与广大生物医学创客们交流，能够开拓视野，在交流中得到更多的创意灵感，对个人进行创新创业大赛的选题甚至毕业论文的研究方面都会起到启发的作用。

2 生物医学创客如何入门

2.1 生物医学创客培养的典型案例

在医学生创新能力培养方面，南方医科大学开展了具有特色的工作，取得了丰硕的成果。南方医科大学在培养一流创新人才方面进行了不懈的努力，通过加强顶层设计，完善教学平台，成立创业学院，加强课程建设、教材建设、案例建设和教学方法探索，聘请和培训双创导师，建立创客空间和创新实践平台等有力措施，大力加强医学生双创教育。通过前期工作，积累了 800 多个学生创新创业培育项目和 120 余项专利，学生参加全国各类创新创业大赛皆斩获佳绩。在前期工作的基础上，南方医科大学积极探索基于医科院校"人工智能 + 创新创业教育 + 生物医药"特色的创新创业人才培养模式，先后在以下方面展开了工作：

（1）积极进行理论研究。组织学生进行理论研究，确定培养方向、实施路径等关键问题。通过文献调研、访谈、问卷调查和数据分析，基于南方医科大学和学生的实际情况确定了人工智能时代影响医学生创造力的 4 个素质（终身学习素质、计算思维素质、设计思维素质和交互思维素质）和 5 种能力（高阶认知能力、创新能力、联结能力、意义建构能力和元认知能力），并以此确定了培养方向。

（2）探索线下创新创业教育平台。2017 年，学校创建了 200 平方米创新实验室（创客工坊），配备了 3D 打印机、实验台、Ardiuno 套件等实验设备，实验室围绕人工智能、生物医药、大数据等领域，开展"人工智能 + 创新创业教育 + 生物医药"特色的创新创业教学与实践、生物医药类创新项目实训与开发。

（3）探索线上创新创业教育课程，进行课程体系建设。南方医科大学先后开发了电子创客、生物创客和创新基础理论与实践类课程，逐步建立健全融入专业的"人工智能+创新创业教育+生物医药"的特色课程体系。

创客课程方面，入门教程为Arduino开源硬件课程，研发了适合毫无计算机基础的医学生学习的课程，以解决医学生创客入门培训问题。随后，为了进一步提高学生创客的创造技能和创造力，创新实验室继续研发了创客进阶课程。通过教师指导和学生自主研发等形式，开发了智能车、无人机、平衡车等十几个适合教学的项目，不仅提高了学生的创客相关知识和技能，而且引导学生进行教学研发，不断丰富教学项目和教程内容，使课程研发工作得到可持续的发展。为了使创客教学真正融入专业，创新实验室借鉴国际知名生物创客课程"Biohack academy"，将教学项目进行本土化改造，形成了超过32课时的生物创客课程。通过上述三个阶段课程的学习，学生创客可具备进行各类医学仪器和实验仪器设计和DIY制作的能力，使培养医学生的创造力不再是纸上谈兵。

创新理论课程方面，创新实验室积极引入了当前流行的创新思维和创新方法课程，如"Design Thinking""Triz方法"等，供学生进行研讨和学习。

（4）探索创新教育模式。通过培育学生创客，形成以学生自发学习为主，以"第二课堂"活动为辅的创客活动模式。借鉴国外高校创客空间的运营经验，南方医科大学在创新实验室开展课程项目、个人项目、研讨会、俱乐部、训练营等活动，通过"以老带新"的方式壮大创客群体。

知识和技能培训方面，创新实验室以"第二课堂"的形式举办创客训练营，教授创客基础知识和技能，培养了上百名学生创客。成立创客社团，遴选优秀者负责新人的教学，通过社团活动的形式将相关课程普及化推广。在"以老带新"的实践中，我们发现，虽然开源硬件、电子电路、编程等信息科学的知识和技能并不是医学生专业背景中的内容，但在创客学习的方式下，学生们的学习效果却很好。

（5）积极探索创客活动社区化途径。根据经验，一个创客"小生态"的建立，有助于创客活动的可持续发展。而创客空间的维持也需要社区化运营，让创客空间辐射到周边社区和中小学不仅可以实现资源的利用和整合，而且能够发现和刺激需求，鼓励和引导学生进行更多的创意活动，有利于新项目的产生，并有助于学生创客主动自发地学习。

　　创客空间对社区开放不仅在社会资源的利用方面具有意义，对于创客们自身的学习和项目开展方面也具备重要的作用。鉴于此，创客实验室尝试组织学生创客利用节假日、寒暑假到广州市中小学和社区，面向中小学生、中小学教师、社区青少年开展创新实践教育，并开放创新实验室，为有想法的中小学生、青少年提供专业设备和技术支持。在这个过程中，对于学生创客本身而言，帮助别人进行学习能够帮助自己更好地构建知识：首先，学生创客能从他人的挫折中学习；其次，来自他人的反馈是学习驱动力的重要来源，这在一定程度上可驱动学生创客们自主自发学习；最后，为社区提供创新教育服务，同时为学生提供了验证自身所学，以及发现自己作品不足和更新迭代的契机。

　　（6）探索创新项目培育和孵化。学校积极与校外高新技术企业开展合作，聘请企业技术专家作为双创教育导师，组织学生参与技术开发和项目基础研究。目前，创新实验室已培养了200余名学生，培育了云创中药种植、科幻潘多拉、南医国堂、飞登云印等多个学生自主创新并正在孵化落地的项目。创新实验室至今有5项研究成果获得了省部级创新创业类课题项目立项。

2.2　生物医学创客入门的一般路径

　　南方医科大学的经验为入门生物医学创客提供了参考。开展生物医学创客活动有一定的门槛，要开展各式各样的生物医学实验，首先得有自己的实验室，因此需要进行若干实验设备的DIY制作——这需要比较丰富的开源硬件设计知识及其他一些创客技能。结合南方医科大学的经验，我们建议首先从学习成为电子创客开始，经过两个阶段的学习，然后转为生物医学创客。

　　第一个阶段，进行电子创客知识和技能的学习。

　　（1）了解桌面加工和制造设备，包括激光切割机、3D打印机，学习进行2D和3D设计，并用激光切割和3D打印的方式制作出自己设计的模型。

　　（2）学习Arduino开源硬件的基础知识，学习各类传感器的使用方法。

　　（3）灵活运用所学，开展一些简单的创意制作项目。

第二个阶段，学习一些生物医学创客的必要知识，运用电子创客知识制作生物医学实验设备。

（1）了解生物医学创客的发展历史，建立正确的生物医学科研价值观。

（2）学习生物安全防护的必要知识。

（3）深入学习 2D 和 3D 设计，以及 Arduino 开源硬件设计知识，并用于一些实验设备的 DIY。可以用来练手制作的 DIY 设备有：无菌罩、磁力搅拌器、离心机、微生物培养器、生化反应器、网络显微镜、热循环仪（PCR）、注射泵、精密蠕动泵、分光计、pH 计等。通过这些项目，构建关于外壳设计、电子电路、传感器、直流电机、步进电机、自动化控制等方面的知识，并为将来开展生物医学方面的实验准备条件。这些设备均有开源的设计，学习起来很方便。

完成第二个阶段的学习后，我们可以有两个选择。

一是暂时不开展前沿的生物黑客项目，而是利用已有的知识和技能，结合专业需求继续开展设备的制作和改进工作。例如，护理学院的同学们可以制作各种个人护理设备、用于助残助老的可穿戴设备、用于康复运动的简易设备、有助于卫生防疫的面罩等；医工专业的同学们可以制作一些有用的检测设备或医疗器械，如更加精密的注射泵、更廉价好用的输液泵等。依照当前我国医学院校中开展的创客活动的内容，我们建议以制作和改进设备作为一个过渡阶段，然后再考虑开展一些生物黑客项目。

二是利用已经制作好的 DIY 设备学习和复刻一些生物黑客项目，试图与国外生物黑客群体展开交流和学习，融入世界生物黑客的主流。到了这个阶段，应该算已经成为真正的生物黑客了。

进行生物医学研究需要一定的天赋，并不是所有的人都能在这个方向上取得成就，所以也有很多爱好者一直在开展一些设备的改进工作。因此，生物黑客们的项目并不全部都是"高大上"的基因编辑、生物 3D 打印、抗癌研究等，也有"接地气"的各类护理设备、社区科普等项目。由此可见，完成前两个阶段的学习后，无论是选择开展"高大上"的项目，还是"接地气"的项目，其实都应该算是生物医学创客入门了。

3 建模软件 Solid Works 入门

3.1 Solid Works 概述

Solid Works 是世界上第一套基于 Windows 系统开发的三维 CAD 软件，它提供所有必要的机械设计、验证、运动模拟、数据管理和交流工具。Solid Works 具有易学易用、功能强大的特点，初学者只要进行几次 PBL 式的学习即可上手操作。目前，Solid Works 已经广泛应用于机械设计、工业设计、电装设计、消费品产品，以及通信器材设计、汽车制造设计、航空航天飞行器设计等行业中。

参数式设计是 Solid Works 最主要的设计特点。所谓参数式设计，是将零件尺寸的设计用参数描述，并在设计修改的过程中通过修改参数的数值改变零件的外形。Solid Works 中的参数不仅代表了设计对象的相关外观尺寸，并且具有实质上的物理意义。

本书进行 Solid Works 教学其实是为了各位同学能够快速上手，尽早投入项目制作中。在创客产品的设计中，很多情况下进行的是 2D 设计，而 Solid Works 用于 2D 设计同样方便，且还可以进行装配体组装，验证所有的零件组装起来的配合关系是否正确。所以，Solid Works 软件的很多功能我们都并未深入探索和使用，仅仅使用了一些比较表层的功能。

为了快速上手，我们直接使用了一些简单的项目进行 PBL 式的学习，涉及的几何体也比较简单，经过一些简单的操作就可以完成，我们需要去熟悉的是设计的思路和计算参数的方法。如果将来需要用到一些比较复杂的功能和操作，请同学们继续深入学习。Solid Works 的强大远非我们现在接触到的这些功能可以代表，请同学们边学边用。

3.2 绘制第一个零件模型

如图 3 – 1 所示的带孔凸台零件即 Solid Works 软件自带帮助文档中的入门教材里提及的零件，这个零件很容易"构造"。概括地讲，Solid Works 可以通过对基本的平面几何图形的拉伸、旋转等操作构造立体几何体，并能够对立体几何体进行钻孔、剪裁、切割、切除、镜像、拔模、抽壳等处理操作，从而绘制出用户想要的 3D 零件图。

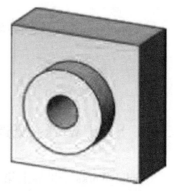

图 3 – 1　带孔凸台零件

图 3 – 2 和图 3 – 3 分别显示了"特征"和"草图"子菜单中的功能。我们可以利用它们构造第一个简单的零件模型。

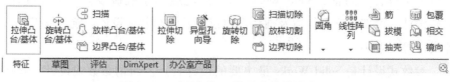

图 3 – 2　"特征"子菜单中的功能选项

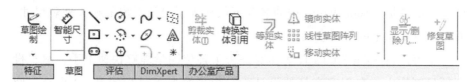

图 3 – 3　"草图"子菜单中的功能选项

3.2.1 建立 Solid Works 文件

选择"文件"→"新建"，出现"新建 SolidWorks 文件"的对话框（图 3 – 4）。

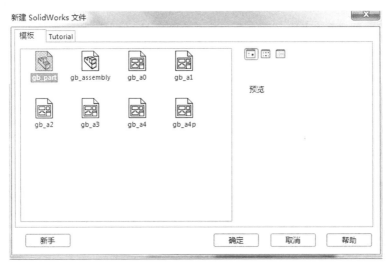

图 3 - 4　新建 Solid Works 文件

通常，我们选择"gb_part"。"gb"即"国标"，是"国家标准"的意思。当然，我们也可以点击下面的"新手"按钮，这样就能看到更加直观的图形化菜单（图 3 - 5）。

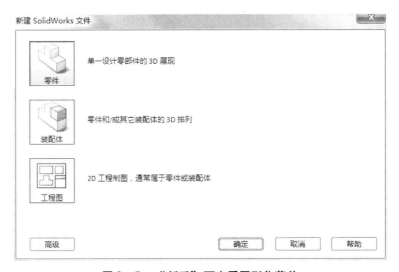

图 3 - 5　"新手"可查看图形化菜单

本案例中，我们的目的是建立一个零件，所以我们选择"单一设计零部件的3D展现"，点击"确定"，进入绘图区域（图3-6）。

图3-6　绘图区域

绘图区域的正中心是坐标轴，绘图区的上方有一排按钮，其中正面对着用户的那个"立方体"按钮是切换视图的，在绘图时经常使用。另外，我们可以按住鼠标中键移动鼠标，这样可以随意旋转我们绘制的零件，从各个角度进行观察。

3.2.2　绘制平面草图

用 Solid Works 绘制简单3D几何体通常从绘制平面几何图形开始，然后通过平面图形的拉伸、旋转等方式形成3D几何体，再通过钻孔、剪裁、切割、切除等操作得到我们想要的零件图。这个过程需要我们分析目标图形，设计合理的操作步骤，就像进行程序设计一样。

我们首先分析一下本案例图形的特征。首先，凸台不是旋转体，而是具备明显的"拉伸"特征，即可以通过"拉伸"操作得到。底座的一部分可以由平面上的一个正方形"拉伸"而来，底座上的圆柱也可以通过平面上的圆"拉伸"得到。中间的孔可以最后"钻"出来。这里我们提到的"拉伸"和"钻"是一种形象的说法，实际操作中我们可以再深入体会其中的含义。

3.2.2.1 选择基准面

绘制平面图前，我们需要选择基准面。基准面是 Solid Works 中的一个重要概念，我们需要使用基准面来添加 2D 草图、模型的剖面视图和拔模特征中的中性面等。我们可以选择坐标轴确定的基准面，也可以选择几何体上的面作为基准面，这取决于我们需要进行什么操作。如果是进行拉伸操作，我们选择上视基准面会比较方便，观察起来较直观。图 3 - 7 显示的是"等轴测"视角。我们在绘制草图前，可以直接点击选择"上视基准面"，也可以通过按钮指定"上视图"后选择"上视基准面"（图 3 - 8）。

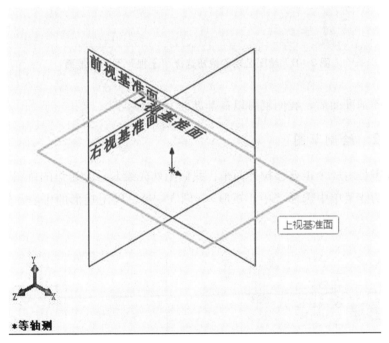

图 3 - 7 "等轴测"视角点选上视基准面

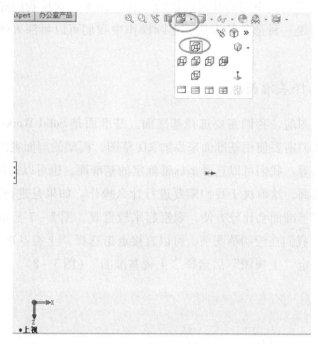

图3-8　绘图区功能按钮选择"上视"图和基准面

选择基准面后，我们就可以在基准面上绘制草图。

3.2.2.2　绘制草图

底座是由一个正方形拉伸而来，我们不妨先绘制一个矩形的草图。在左上角的功能菜单中选择"中心矩形"（图3-9），确定矩形的中心，然后绘制矩形。

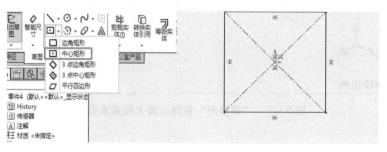

图3-9　"中心矩形"绘制的菜单选项

　　绘制中心矩形类似于绘制圆形，鼠标点击选择确定中心位置后，根据图形提示随意拖动框线，点击确认即可。按"Esc"键可以退出绘制状态，回复到选择状态。草图绘制时，我们可以暂时不在意具体的尺寸，只要绘制了相应的图形元素即可。之后可通过"智能尺寸"功能来确定尺寸参数。

　　尺寸敲定之前，暂时不要退出草图。我们先通过智能尺寸来确定尺寸。在草图编辑状态下，点击"智能尺寸"，然后如图 3 – 10 所示，先点击选择要确定尺寸的部分，然后拖拽出尺寸标注，点击后弹出对话框修改尺寸。确定尺寸后，如果觉得需要修改，重复一次智能尺寸即可。

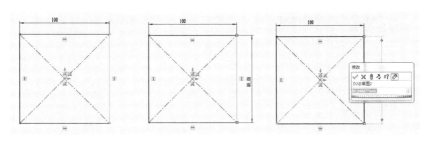

图 3 – 10　标注尺寸

　　这里，我们的凸台不妨定为 100 mm × 100 mm。确定尺寸后点击退出"智能尺寸"（图 3 – 11）和"退出草图"，这样就确定了凸台的底面。我们将根据这个基准面上的正方形，拉伸出一个长和宽都是 100 mm，高 50 mm的凸台。

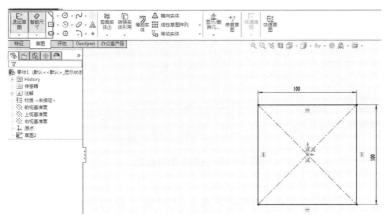

图 3 – 11　退出"智能尺寸"

3.2.3 拉伸凸台/基体

选择"特征"菜单下的"拉伸凸台/基体"按钮（图3-12），然后点击待拉伸的形状，我们就得到一个凸台（高度未确认）。然后再绘图区左方找到尺寸的确认对话框，"给定深度"设置为50 mm，形成一个高度确定的凸台（图3-13）。

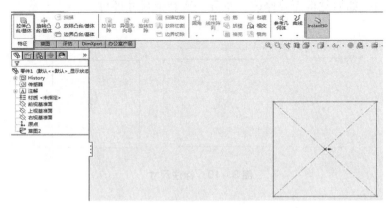

图3-12　"拉伸凸台/基体"选项

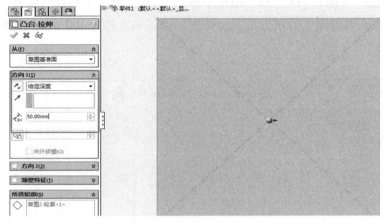

图3-13　拉伸参数设置

点击"√"按钮把凸台确定下来。这时候，我们点击鼠标中键，随意移动鼠标，可以看到视角在不停切换，滚动滚轮可以缩放视图的大小。

3.2.4 在方形凸台上绘制圆形凸台

点选"方向"按钮，选择上视图，回到基准面；直接点击凸台顶部，选定顶部作为基准面（图 3 - 14）。

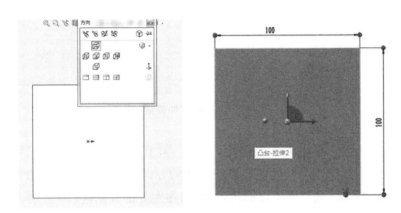

图 3 - 14 选择新的基准面

然后点选"草图"，选择圆形绘制工具按钮。在中心绘制一个圆形草图（图 3 - 15）。然后用智能尺寸工具确定直径为 60 mm 或半径 30 mm（图 3 - 16）。

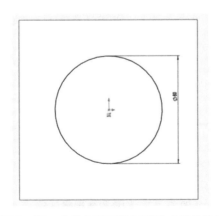

图 3 - 15 在凸台顶面绘制圆形（待拉伸）

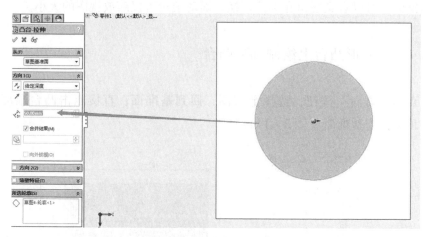

图 3 - 16 确定拉伸参数

　　确定尺寸后，退出草图。选择"特征"菜单中的"拉伸/凸台基体"按钮，点选新作的圆形，软件立即按照默认的方向拉伸出一个圆形凸台（本视图中只变色了，暂时看不出形状）。我们在左方的数据区填入拉伸的深度为 30 mm，左上方绿色的"√"，确认尺寸。随后，我们按住鼠标中键，移动鼠标，可以切换别的视角来观察结果（图 3 - 17）。

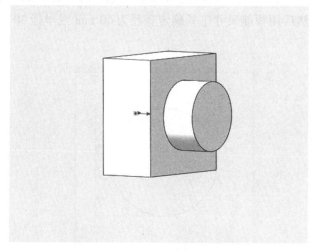

图 3 - 17 切换视角观察凸台

3.2.5 拉伸 – 切除

本案例中的零件还有一个中心孔贯穿了圆形凸台和方形底座。利用"拉伸 – 切除"操作，我们就可以把这个孔"钻"出来。

首先，我们仍然需要选定基准面，绘制"孔"的草图（图 3 – 18）。按照前面的操作回到上视图，选择凸台顶面作为基准面，以基准面中心为圆心绘制一个直径为 30 mm 的圆。草图尺寸可以通过"智能尺寸"最终确定。

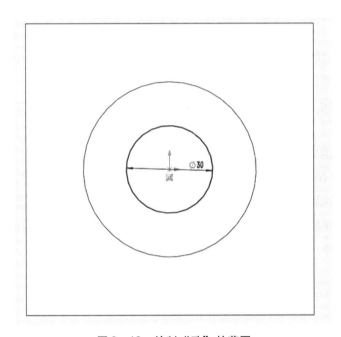

图 3 – 18　绘制"孔"的草图

接下来的一步，是选择"特征"菜单下的"拉伸 – 切除"按钮进行操作。拉伸 – 切除，顾名思义是在拉伸一个图形的过程中，把经过的实体部分切除，效果类似于直接"钻"一个孔。点选新作的圆形后，图形会立即发生变化，但效果可能不会达到我们的预期。此时绘图区左方会弹出一些对话框，我们需要做一些设定（图 3 – 19）。

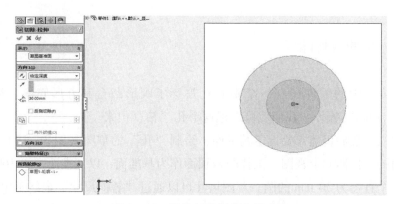

图 3-19　拉伸切除操作参数设置

具体设定如下：

（1）从草图基准面进行切除-拉伸操作。

（2）方向 1（1）：在默认为"给定深度"的下拉选单中，选择"完全贯穿"。

（3）取消方向 2（2）的勾选。

这里，"反向切除"的按钮会改变切除的区域。大家可以点击勾选观察图形中出现的箭头。在本案例中，"反向切除"是不正确的，不应勾选。

设定好参数后，点击上方的绿色"√"，操作就完成了。我们可以切换视角观察效果。不难发现，底座也被"打孔"贯穿（图 3-20）。

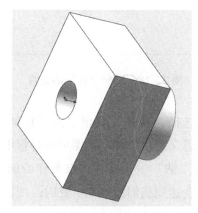

图 3-20　拉伸-切除后形成的"孔"

3.2.6 其他操作

3.2.6.1 上色

绘制区上方的一排按钮中，形状像四色球的那个按钮是编辑外观的。点击这个按钮后会弹出外观编辑选项（图 3 – 21）。

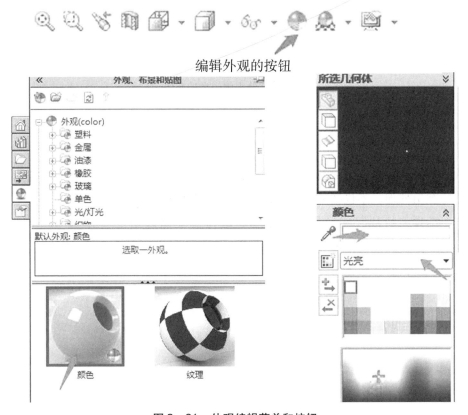

图 3 – 21 外观编辑菜单和按钮

选择"颜色"选项，并在绘制区左方的颜色选框中选择绿色，设置"光亮"，可得到图 3 – 22 所示的效果。

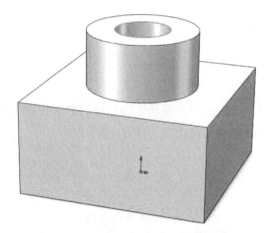

图 3-22　外观编辑后的效果

3.2.6.2　圆角

零件的边角有时候很锋利，容易伤到小朋友。所以我们可以把一些棱角进行圆角处理，不仅增加了安全性，而且更加美观。

选择"特征"→"圆角"以后，选择需要做圆角处理的棱（图 3-23），我们可以一次性把四条棱都选定。选择的时候可以按住鼠标中键切换视角。

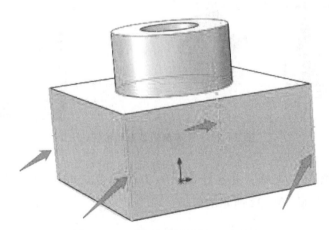

图 3-23　选择需要做圆角处理的棱

然后，我们在绘图区左方的设置框中进行圆角的设置（图 3 – 24）。选择"FilletXpert"，半径设置为 10 mm 即可。圆角半径的设置我们可以随意一些，以美观为准，但不要设置太大。

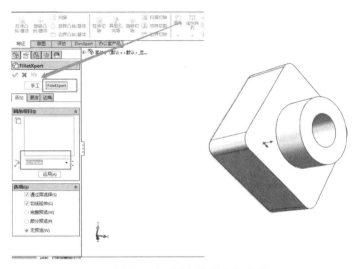

图 3 –24　圆角处理参数设置

至此，我们就绘制出了第一个零件。通过 PBL 式的学习方式，我们不仅快速入门，而且直接上手操作，是不是很有信心了呢？

总结一下我们的操作流程：本案例绘制的是比较简单的零件，只用到了选择基准面→绘制草图→特征操作（拉伸、切割、旋转等）这三类操作，多次进行上述三类操作就能完成制图。下面我们再进一步，绘制一个稍微复杂的对象，并在项目设计中学习更多的知识和技能。

3.3　绘制一个小音箱

3.3.1　新建文件

点击菜单中的"文件"→"新建"命令，创建一个新的零件文件。

3.3.2 绘制底座草图

（1）打开设计树，选择"前视基准面"作为草图基准面；点击"草图"工具栏中的"中心线"图标，绘制通过原点的竖直中心线（图3-25）。

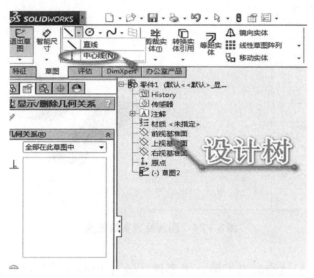

图3-25 从设计树确定基准面

（2）绘制如图3-26所示的三条线段，并通过"智能尺寸"确定尺寸大小。其中，上下两条线段之间的距离通过选择中心线上的两点可以确定。

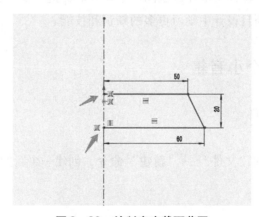

图3-26 绘制底座截面草图

（3）镜像草图。点选草图工具栏中的"镜像实体"图标，在左方的选项框中，先点选"要镜像的实体"选框，然后点击已经绘制的三条线段，将这三条线段加入选框中。如果添加错了，可以在选框中右键点击选错的对象，然后删除。选择好要镜像的线段后，点选镜像点选框，然后点选中心线，点击绿色"√"，确定即可完成镜像。具体如图 3 –27 所示。

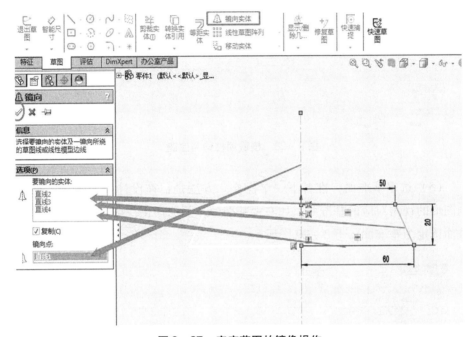

图 3 –27 底座草图的镜像操作

（4）制作基座的方式：拉伸凸台/基体。拉伸具有薄壁特征的实体，意味着这个几何体是"空心"的，由外层薄薄的"壁"围成，可以指定壁厚参数。具体操作方法是：点击特征工具栏的"拉伸凸台/基体"图标，弹出拉伸属性管理器，选择拉伸的对象，确认拉伸方向，选择拉伸的深度为 100 mm。然后选择薄壁特征，确定壁厚参数为 2 mm。确定好参数后，点击绿色的"√"即可完成操作。操作方法和效果如图 3 –28 所示。

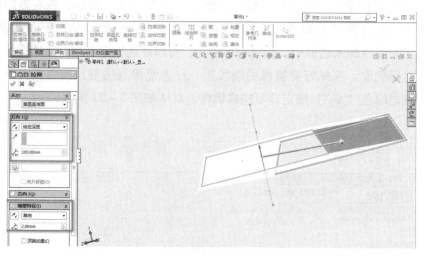

图 3-28　横截面拉伸为底座

（5）选定基准面，准备下一个操作。方法是：在设计树中选定最初绘制图形的视角对应的基准面，如右视基准面，并选择正视按钮，即可将基座截面选定为基准面，下 3-29 图所示。

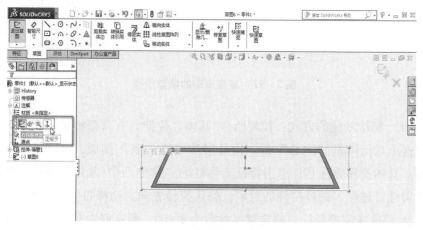

图 3-29　确定截面为基准面

（6）绘制中心线。如图 3-30 所示，选择草图工具栏中的直线工具，绘制一条通过原点的中心线。

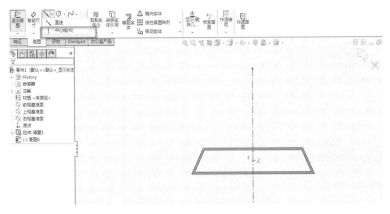

图 3 – 30　绘制中心线

（7）绘制音箱箱体截面。用草图直线工具绘制如图 3 – 31 所示的三条直线，以中心线为对称轴。用智能尺寸确定尺寸均为 100 mm。注意，用智能尺寸确定左右两条直线中的一条与中心线的距离为 50 mm，即可确保左右两条直线关于中心线对称。

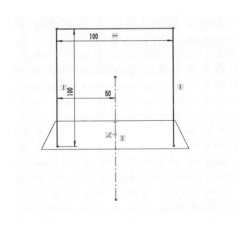

图 3 – 31　以中心线确定其他线段的位置

（8）绘制箱体截面。用草图中的"三点圆弧"工具，绘制如图 3 – 32 所示的三点圆弧，在属性栏中确定圆弧的半径为 80 mm。具体绘制时，只需要选择三个固定的点，即可确定圆弧的大体形状。

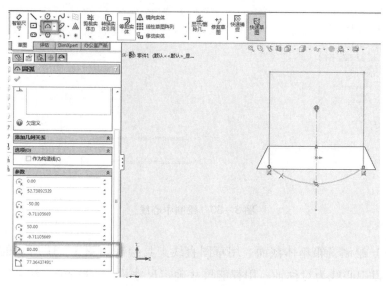

图 3-32　绘制箱体截面

（9）改变几何关系，让圆弧与基座上表面相切。选择"工具"—"几何关系"—"添加"，弹出"添加几何关系"属性框，将圆弧、上表面选中加入所选实体框中，选定添加的几何关系为"相切"，所选实体立就会改变成为相切关系，形状和大小不变。点击绿色"√"符号确定，完成操作。具体如图 3-33 所示。

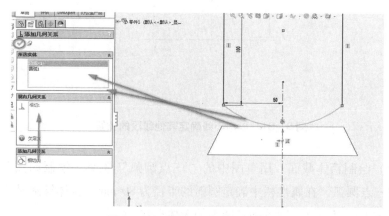

图 3-33　草图上几何关系的添加

（10）观察绘制效果：点选左右二等轴测视角观察效果，如图 3 - 34 所示。

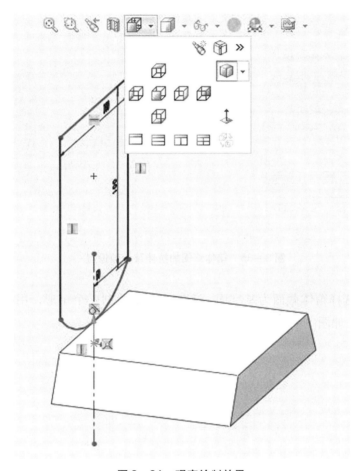

图 3 -34 观察绘制效果

3.3.3 拉伸和切除操作

（1）拉伸箱体。选择"拉伸凸台/基体"，从左右二等轴测视图选择绘制好的截面作为基准面，从基准面拉伸 100 mm 的深度，点击"√"确定操作结果（图 3 -35）。

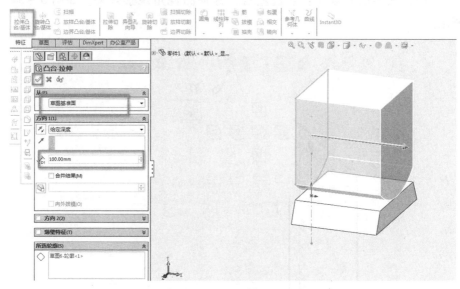

图 3 –35　箱体草图的拉伸及参数设置

（2）选择箱体截面为基准面，在横截面上绘制一个矩形，用智能尺寸确定长度，如图 3 –36 所示。

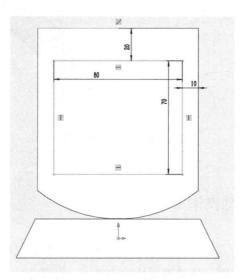

图 3 –36　选择相应的基准面绘制草图

（3）做拉伸/切除操作，选择刚才绘制的矩形，深度为 1 mm，完成效果如图 3 –37 所示。

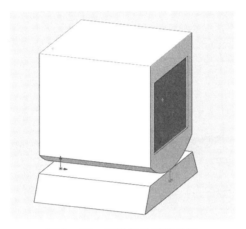

图 3 –37　切除操作后的效果

（4）绘制按钮。回到刚才拉伸/切除的面，采用正视图，选定未拉伸部分为基准面，绘制三个圆形，半径大小可以参考图示，也可根据自己的喜好确定。完成操作后，效果如图 3 –38 所示。

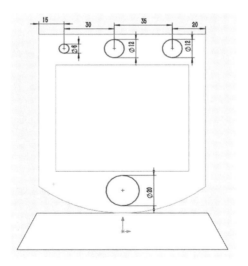

图 3 –38　音响旋钮位置的确定

（5）按钮做拉伸/切除操作，深度为 10 mm，效果如图 3－39 所示。

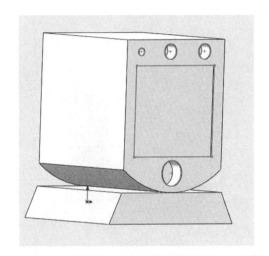

图 3－39　"切除"操作绘制旋钮所在的"凹槽"

回到箱体截面的正视图，准备制作按钮。在刚才切除出来的"凹槽"内，选择底面绘制同心圆，半径略小于外面的圆即可。然后向外拉伸 20～25mm，形成按钮。具体效果如图 3－40 所示。如果不满意拉伸的深度，点击被拉伸的部分，可以更改尺寸。

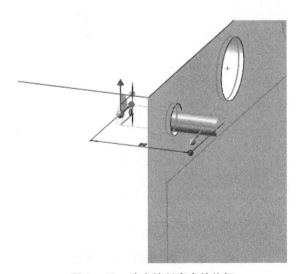

图 3－40　选中绘制出来的旋钮

　　单击音箱上的"旋钮",选中后会变色,此时点击外观工具按钮,弹出选项,选择"金属"→"红铜"。可以看到,旋钮会变成红铜色。我们在操作前可以按住 Ctrl 键,连续选择所有的旋钮表面,然后再设置外观,这样就能一次性把旋钮外观设置好。具体如图 3–41 所示。

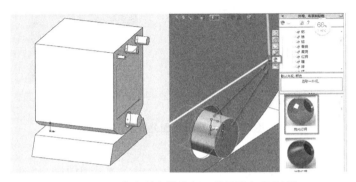

图 3–41　选中所有的旋钮,设置为红铜材质

　　(6) 选择箱体材质。在设计树中,右键点击"材质"—"配置材质",弹出属性配置框。选择"红木"材质,音箱箱体外观变为红木。(图 3–42)

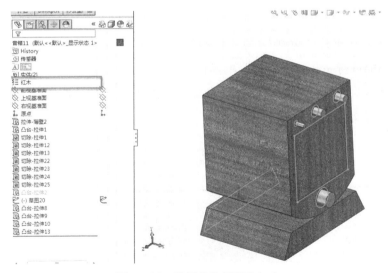

图 3–42　选择箱体材质为红木

（7）选择"喇叭"口外观。点击正面的喇叭口部分，点击外观工具栏，弹出外观选项，选择麻布材质外观即可（图3-43）。

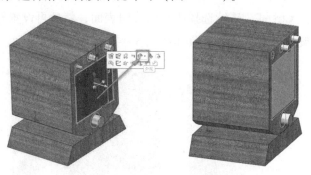

图3-43　音箱正面外观的设定

最后，我们发现最小的旋钮没有什么用。于是我们把拉伸长度改回10 mm，不高出表面，然后用外观工具设置为 LED 指示灯外观。现在可以看到，音箱的设计效果看起来比较漂亮了。但这只做了外观，虽然表面上看起来"像"那么回事，但还不能据此进行加工。

3.4　离心机试管架设计

除了一些比较"常规"的"拉伸""切除""旋转"等操作，Solid Works 还能进行一些"非常规"的操作。在细致的计算后，我们也能对一些"非常规"的操作做到精准设计。下面我们就设计一款"离心机试管架"。这款试管架效果如图3-44所示。

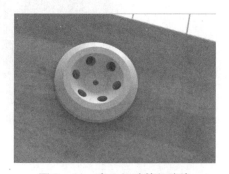

图3-44　离心机试管架渲染

此部件在设计完毕后，可以用3D打印的方式打印出来（图3-45）。

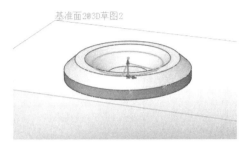

图3-45　离心机试管架3D草图

3.4.1　旋转体截面图分析和设计

显然，此部件是一个旋转体。

展开三维想象，大概想象出其横截面的形状（图3-46），必要的时候可以用硬纸板裁剪一下，依据实际需要测量一下参数。

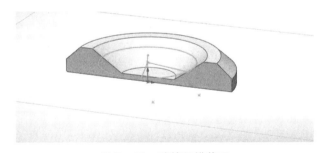

图3-46　试管架横截面

注意，旋转凸台/基体的操作只能针对封闭曲线，且这个封闭曲线必须确保能够正确形成旋转体，不要有多余的线条。例如，想用一个长方体旋转形成圆柱体，但如果这个长方体草图内画了对角线，那么对角线在旋转时也会形成面，会影响到旋转体的形成，要删除对角线后再操作。因此，所有的辅助线都应设置为"构造线"，这样就比较方便了。

如图3-47所示，选择轮廓和旋转轴后，点击确认没反应。

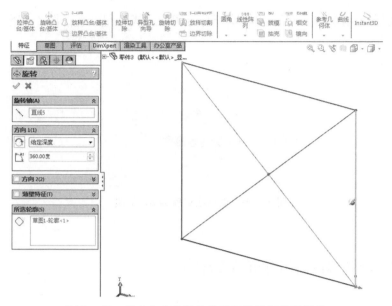

图 3-47   带有多余线段的曲线无法进行旋转操作

如图 3-48 所示，删除对角线后再操作即形成旋转体。

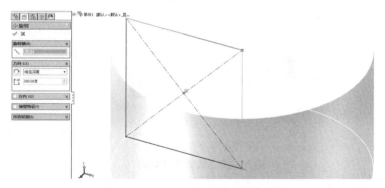

图 3-48   封闭曲线旋转形成旋转体

选择前视基准面，绘制草图。注意，这里绘制的是笔者测量过实际需求后确定尺寸的草图，若照此操作请先确认尺寸是否需要进行修改。

（1）如图 3-49 所示，过原点绘制一条构造线，然后过原点水平往左作一条 2.5 mm 长的辅助线（设置为构造线）。旋转体与旋转轴之间留的距离，用以形成中心的孔。

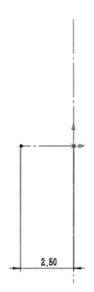

图 3 - 49　此部分围绕中心线旋转将得到中心孔

（2）绘制容易绘制的部分草图。绘制草图的下部分边线，注意标注几个重要的尺寸（图 3 - 50）。

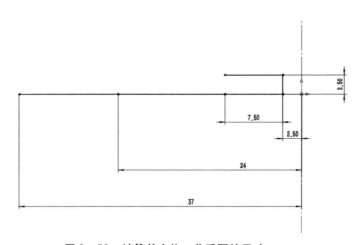

图 3 - 50　计算并定位一些重要的尺寸

（3）绘制不太容易确定尺寸的部分。当线段的端点与已经确定位置的重要点位平齐时，会自动产生辅助线，先暂时绘制到此处，然后再确定垂直方向的高度，即可自动求解出正确的尺寸（图 3-51 至图 3-53）。

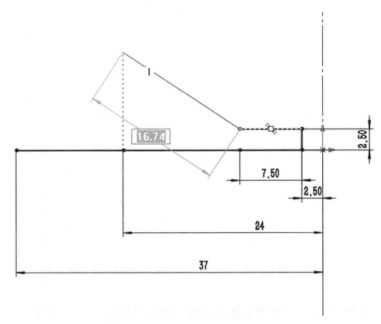

图 3-51　先随意绘制线段再修改设定其尺寸

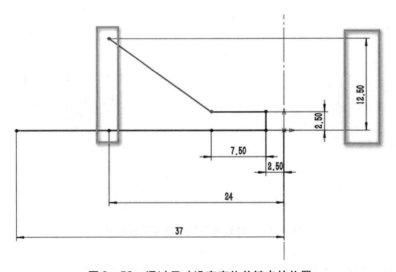

图 3-52　通过尺寸设定定位关键点的位置

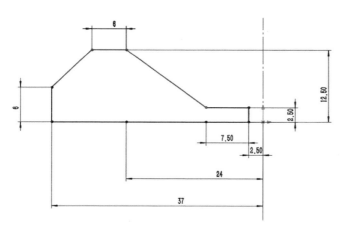

图 3-53　完成的截面草图不可有多余的线段

3.4.2　完成旋转体特征

选择中心线作为旋转轴，完成旋转体特征（图 3-54）。

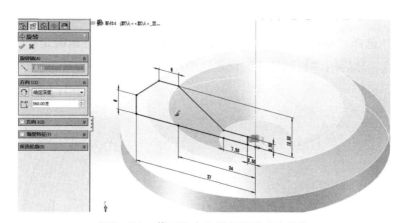

图 3-54　截面绕中心线旋转形成旋转体

3.4.3　3D 草图绘制，定位异形孔

（1）我们需要在草图上确定一个特殊的点，这个点位于旋转轴上，且

与原点的距离为8.5 mm。为了确定这个点，我们必须进行3D草图绘制。首先点选"视图"—"基准轴"把旋转轴显示出来，然后选择开启3D草图（图3-55）。"草图绘制"工具按钮有一个下箭头，点击这个箭头打开下拉菜单，点选"3D草图"。

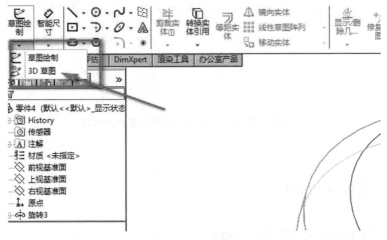

图3-55 3D草图菜单

（2）选择"草图工具"中的"点"。在旋转轴较随意地确定一个位置作一个点，然后用"智能尺寸"设定这个点到原点的距离为8.5 mm。

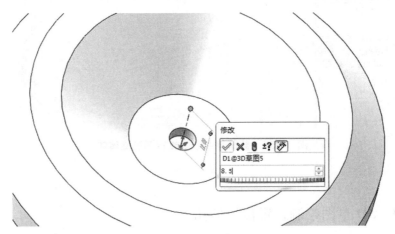

图3-56 在中心轴上定位一个到原点距离为8.5mm的点

（3）绘制一个新的基准面，垂直于旋转轴，把旋转体分为上下两个高度相当的部分。点选"草图"工具栏的"基准面"工具，选择底面和刚刚确定的点作为参考（图3-57）。

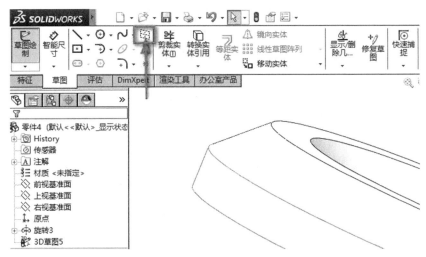

图3-57　草图工具栏中的基准面工具

设定基准面与底面的关系为"平行"，与选定点的关系为"重合"（图3-58），作出新的基准面（图3-59）。

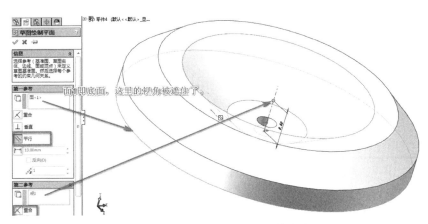

图3-58　新基准面几何关系的确定

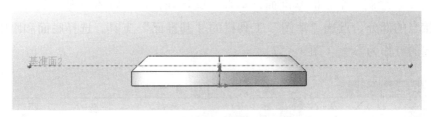

图3-59 新绘制的基准面（基准面2）

（4）作出新基准面（基准面2）与旋转体的交线。完成这个工作需要用到"交叉曲线"功能。从主菜单点选"工具"—"草图工具"—"交叉曲线"，打开配置选项（图3-60）。点击配置选项的"选择实体"，然后选中新的基准面（基准面2）及需要与选定的基准面生成交线的曲面，确认后即可自动生成交线（图3-61）。我们还能幸运地发现，前面定位的重要的点本身就与交线在同一平面内，且这个点就是交线的圆心（图3-62）。

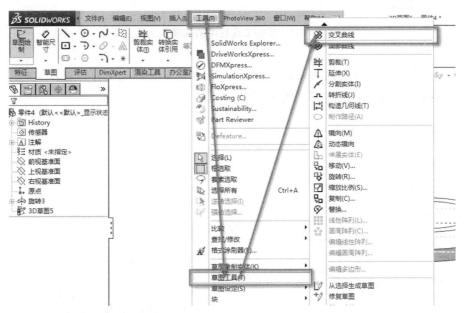

图3-60 "交叉曲线"的菜单

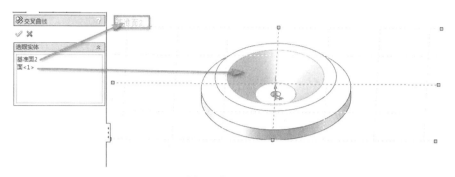

图 3-61　选择两个相交的面自动生成交线

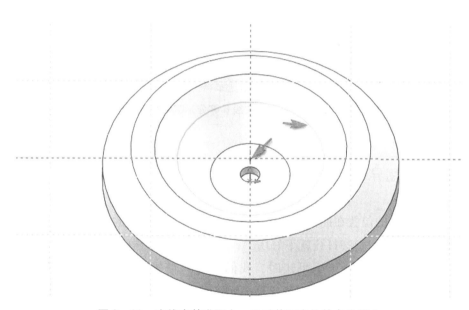

图 3-62　交线在基准面上，且以前面定位的点为圆心

（5）利用圆心点，做辅助线，把交线平均分为 6 份。其实就是做几条半径，设为构造线，线之间的夹角为 60°。这里切记不要把辅助线绘制为实线，而是设置为构造线，否则可能会影响后面的操作。这里的绘制仍然需要用到 3D 草图功能。同时，我们把前面求出来的交线也改为构造线。只需要选中目标，在属性栏中选中"作为构造线"即可。这样，我们就把交线圆平分为 6 份，接下来即可打孔（图 3-63）。

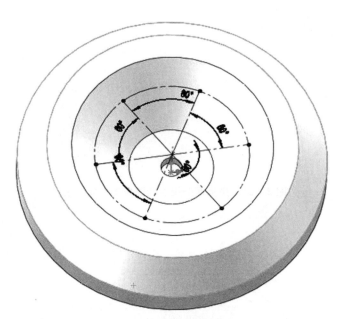

图 3 - 63   在平面内将交线 6 等分，定位打孔位置

3.4.4   使用异形孔向导完成打孔

因为打孔的位置在曲面上，不是常规孔，属于异形孔的范畴，所以这里用常规的拉伸/切割法打孔就不好用了。我们可以使用异形孔向导完成打孔。

当"异形孔向导"不可用时，我们点选"编辑"—"重建模型"即可。点选"异形孔向导"，打开异形孔规格配置栏。在"类型"选项中，我们选择 ANSI Metric 标准（单位是 m、cm、mm），这个标准与我们绘制时使用的单位制一致；类型选择"钻孔大小"，这样就会仅仅钻孔而不会留螺丝"沉头"的结构；孔规格大小选择直径 10 mm（如果实际需求是别的尺寸可以在此修改）；终止条件为"完全贯穿"。然后转向"孔位置"设置，点选"3D"草图，然后就可以根据确定好的点"打孔"了。具体如图 3 - 64 所示。

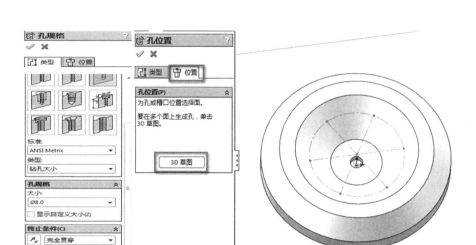

图 3 - 64　选择异形孔的参数规格, 然后选择孔位置

　　一共需要打 6 个孔。注意, 选中点是无法操作成功的, 原因是不能在顶点上进行异形孔操作。我们可以放大画面选择固定点的"附近", 并且无限靠近固定点的位置打孔 (图 3 - 65)。这样的误差会非常小, 在允许的范围之内是无伤大雅的。完成后的效果如图 3 - 66、图 3 - 67 所示。

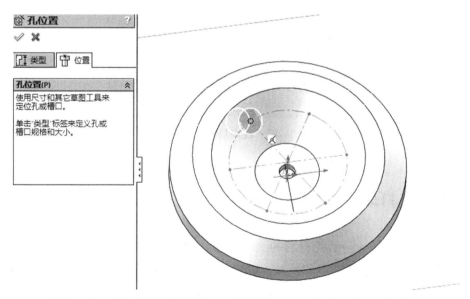

图 3 - 65　孔位置的选择无法与定位号的点重合, 但可以"无限"靠近

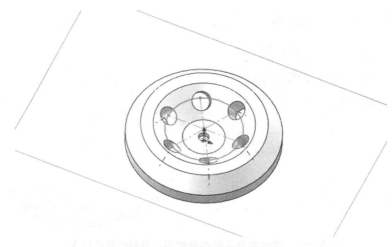

图 3 –66　完成后的 3D 草图

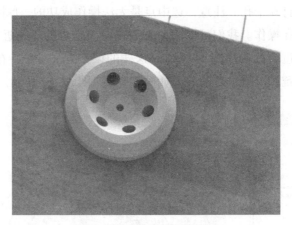

图 3 –67　完成后的渲染图

3.5　3D 打印制作立体产品

通过 Solid Works 设计得到的三维模型，如果需要生产加工得到立体实物，传统制造技术往往涉及铸模、切削等工序，造成高昂的制作成本，对于生物创客和 DIY 活动来说往往难以实现，如何解决这个问题？

对于小批量、定制化的零部件制作，3D 打印技术有独特的优势。3D 打印技术是增材制造技术的一种，它以三维数字模型作为模板，采用分散材料进行分层打印固化，再经逐层叠加，形成立体实物。相较于传统工艺，3D打印具备更快的生产速度、更低的生产成本、更便捷的生产方式。

3D打印技术目前已经可以实现多种材料的打印，如光固化立体成型工艺可用于制备高精度的光敏树脂模型，熔融沉积成型工艺可用于制作热塑性高分子材料的三维模型，选择性激光熔融可用于制作高精度金属部件。目前个人级、桌面级的3D打印机多为熔融沉积成型工艺的设备，在这里，我们以熔融沉积型3D打印机打印离心机试管架为例，介绍3D打印机的基本结构和操作方法。

第一步，将切片处理的三维数字模型导入3D打印机。将设计好的离心机试管架模型存储到USB设备中，插入打印机右下角的USB插口，选择离心机试管架，将其复制进入3D打印机内部储存中（图3 – 68）。

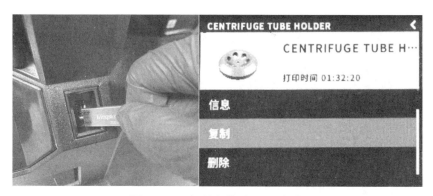

图3 –68　复制文件到3D打印机

第二步，装载3D打印材料。我们选用PLA（聚乳酸）线材，点击触控屏选择装载耗材，进入喷头加热模式，在喷头加热完毕，屏幕显示可以装载耗材后，从机箱侧面拉出一段PLA线材，插入送丝机口进行观察，观察到打印喷头可以流畅挤出后，装载耗材完成（图3 – 69）。

第二步，设置3D打印参数并进行打印。在主界面选择打印的模型，设定打印温度，点击确认进行打印。打印机首先对打印喷头进行初步预热，然后进行喷头和打印平台位置的校准，进而再次加热喷头至打印温度。触控屏显示的"168 ℃"是指当前的喷头温度（图3 – 70）。预加热完成后3D打印机自动进入打印模式开始打印。此时屏幕中显示的是预估打印时间（图3－71）。

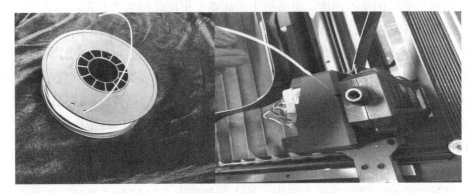

图3－69　装载 PLA 线材

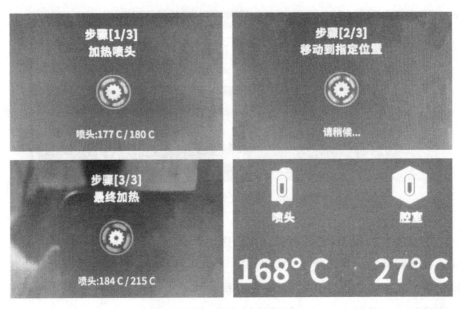

图3－70　预加热

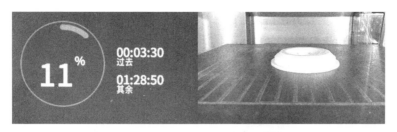

图 3 -71　打印成品

第四步，去除打印产品并进行后处理。打印结束后，取出打印得到的离心机试管架。但此时产品制作流程尚未完全结束，根据产品的表面质量和模型结构，我们通过去除支撑结构、打磨、抛光，得到最终的离心机试管架（图 3 -72）。

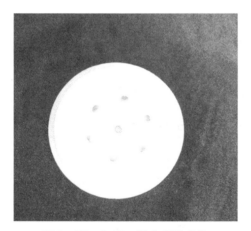

图 3 -72　打磨、抛光后的成品

3.6　装配体设计

实践中，我们通常需要制作零部件然后进行装配。因此，必须学会创建装配体文件。装配体的基本操作包括新建装配体文件、插入装配体零件与删除装配零件。

简单起见，我们先绘制如图 3 -73 所示的一个简单零件，用于配合我们绘制的第一个零件组成一个最简单的装配体。这个新绘制的零件的尺寸参数比较简单，总长度为 100 mm，下部分圆柱长度为 80 mm，半径为 15 mm；上部分圆柱长 20 mm，半径为 20 mm。这样，新零件正好插入老零件中，并留出一个"帽子"。下面介绍装配体绘制过程。

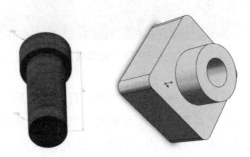

图 3-73　待装配的零件

（1）新建文件。依次点选"文件"→"新建"→"装配体"，点击确定按钮，新建一个零件，点击"√"确认建立新的装配体（图 3-74）。

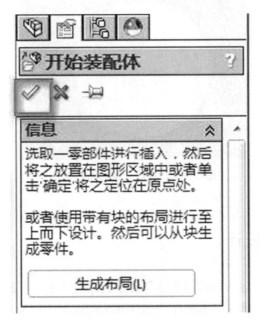

图 3-74　开始装配体

（2）插入零部件。点击工具栏中的"插入零部件"，即可弹出对话框，选择要插入的零部件文件。也可依次点选主菜单中的"插入"→"零部件"→"现有零件/装配体"进入选择菜单。点击"浏览"按钮，即可浏览目录，指定需要导入的零部件/装配体，点击"打开"，即可打开目标文件。打开后，单击鼠标左键确认即可。具体如图 3 - 75 所示。

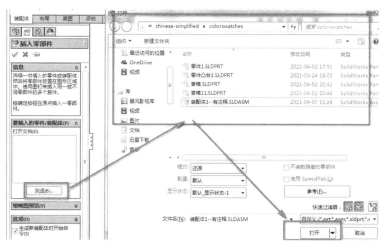

图 3 - 75　插入零部件

（3）插入新零部件。按照上一个操作，将零件 2 插入装配体中（图 3 - 76）。

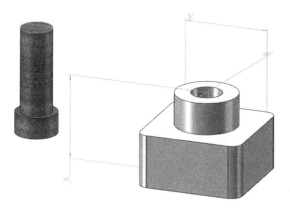

图 3 - 76　插入待装配的零件

（4）插入配合关系。零件2（木质零件）要插入零件1的孔中，最终插入到底端，与孔下端底面重合，即图3-77中的1号面与2号面重合。

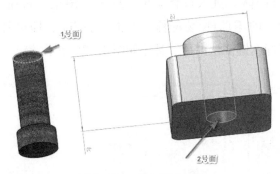

图3-77　插入配合关系

为此，我们点击工具栏中的"配合"，弹出设置框，选择如图3-78所示的1号面与2号面，设置关系为重合。

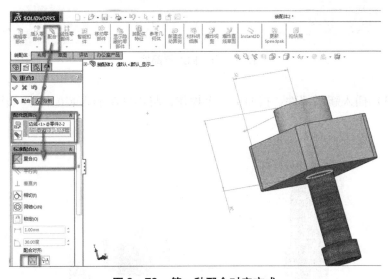

图3-78　第一种配合对齐方式

此时的配合关系还不正确，原因是"配合对齐"选项错误，选择另一个按钮即可（图3-79）。

完成后，两个零件精确地组合在了一起（图3-80）。当然，如果计算

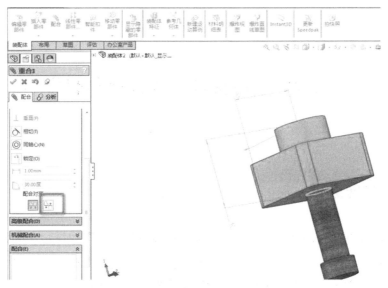

图 3 - 79　应选择第二种配合对齐方式

有错误，造成零件的尺寸方面不能契合，软件将提示配合无法完成。

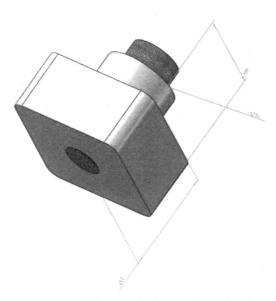

图 3 - 80　在第二种配合对齐方式下正确配合

4 实战：网络显微镜设计和制作

4.1 物理原理

数码显微镜，即利用电子设备将显微镜看到的实物图像显示在电脑屏幕上，实现显微图像的记录和分享。传统的光学显微镜只能供一人使用，要分享和记录显微镜的影像很困难，而数码显微镜可以与电脑连接，除了可以通过显示设备让更多人观看，还能用电脑记录和存储看到的图像，方便数据存储和分析。

较低倍数的数码显微镜可以用监控摄像头来制作，成像原理和微距摄影类似。

摄像头使用时物体与镜头（镜头等价于一个凸透镜）的距离一般都大于 $2f$（f 是镜头的焦距），镜头与图像传感器的距离在 f 到 $2f$ 之间，因此在图像传感器上成的像总比原物体小。如果使镜头到图像传感器的距离大于 $2f$，那么物体到镜头的距离就能在 f 到 $2f$ 之间了，这时在图像传感器上成的像就大于原物体了。投影仪根据就是物距大于凸透镜的 1 倍焦距小于 2 倍焦距时成倒立放大的实像而制成的（图 4 - 1）。

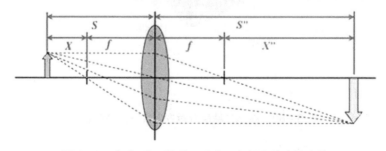

图 4 - 1　当 $f < S < 2f$ 时，形成一个倒立放大的实像

一般来说，镜头都有前后透镜组成，其后透镜（靠近图像传感器的透镜）的焦距比前透镜组短，因此如果把镜头倒置则相当于把等价的凸透镜前移了，增加了凸透镜到图像传感器的距离，所以成的像就能变大了（图 4 – 2）。

前透镜焦距较长

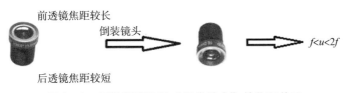

倒装镜头

$f<u<2f$

后透镜焦距较短

图 4 – 2　倒装摄像满足"图像放大"的焦距关系

问题的关键在于，倒装镜头后我们能够获得多大的放大倍数？常见的短焦距摄像头镜头的焦距为 2.8 mm 左右，按照放大倍数的计算公式，放大倍率 = 明视距离/焦距 = 250/2.8 ≈ 89.3，这个数值已经能够清晰地观测到洋葱表皮细胞的结构了。加上数码放大的倍数，可以把细胞图像放大到整个屏幕大小，效果已经比较"震撼"了。因此，我们可以使用常见摄像头制作一个简易的数码显微镜。当然，如果想让放大倍数更大，就需要购买更加专业镜头来设计我们的数码显微镜。在当前的"倒装"镜头的设想下，选择特定的、焦距足够短的摄像头，仅依靠摄像头镜头能够实现的放大倍数就能够接近 100 倍，这样的显微镜的结构可以非常简单。

4.2　制作要点

4.2.1　摄像头镜头倒装

如前所述，"倒装"镜头的目的是改变物距和像距，让摄像头镜头从形成缩小的像变为形成放大的像。具体操作方法如下。

4.2.1.1　拆解摄像头

用螺丝刀将摄像头拆解，将镜头模块分离出来（图 4 – 3）。

4.2.1.2　镜头改造

用手拧动镜头的螺丝，即可将镜头拧松并拔出。

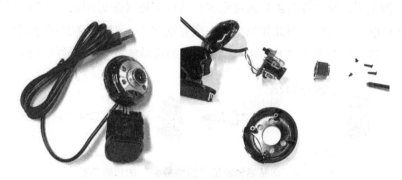

图4-3 分离镜头模块

然后，用斜口钳夹住镜头前端盖子，轻轻剪开一个小口，将前段盖子拆下，注意不要损坏镜头（图4-4）。

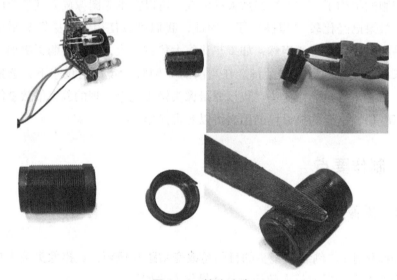

图4-4 镜头改造

盖子去掉后，将镜头原先的前端部分稍稍打磨，注意不要损坏镜头。打磨到可以将前端部分倒过来插回原来的位置即可。

4.2.1.3 镜头倒装

镜头倒装回原来的位置，即将原来的"前端"镜头变为"后端"镜头，安装回原来的样子（图4-5）。

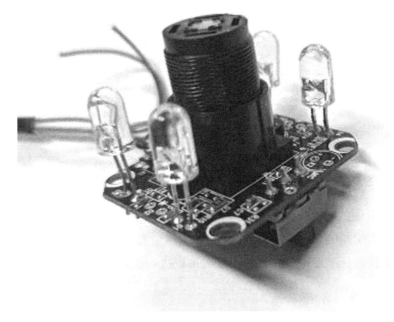

图4-5　镜头倒装

摄像头镜头倒装完成后，将摄像头连接到电脑，安装好驱动及摄像头调试软件（如 USBcamera），就可以初步地进行观察啦！例如，调整好距离，观测 100 元钞票表面的印刷纹路、观测头发等。如果掌控得比较好，也可以直接观测制作好的植物标本，但由于没有一个稳定的支架，画面抖动，对焦也存在困难。因此，本项目接下来的工作就是制作一个数码显微镜的工作台——这个可以用前面学到的知识来设计，并用 3D 打印来制作。

4.2.2　工作台的设计

4.2.2.1　设计和制作手工模型

这个步骤比较随意，大家可以自行发挥。本案例用包装用的硬纸板加上一些螺丝、螺母及热熔胶制作了一个简易的模型，然后再用 3D 建模的方式制图。初步设想的"工作台"如图4－6所示。

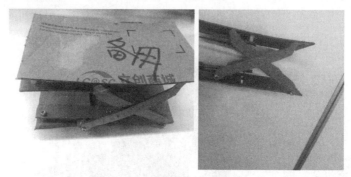

图4－6　建议模型的设计制作

移动下面的活动端，可以让平台上下移动。

经过测量，纸板的厚度大约为2 mm，用到的六角铜螺柱的规格为M2.5 *7，M2.5螺丝的长度约6 mm。我们应该尽量考虑使用能购买到的标准零件，对于这些标准零件，在设计图纸时可以进行比较粗略的绘制。

4.2.2.2　绘制各种零件

1. 绘制零件1——底板

底板分为上、下两块，完全对称，所以我们绘制一张即可。

绘制步骤如下：

（1）选择上视基准面，绘制一个中心矩形，设置长度为180 mm，宽为90 mm（图4－7）。

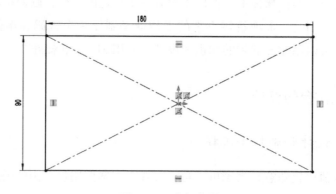

图4－7　底板草图

（2）将底板拉伸为 2 mm 厚的板材（图 4－8）。

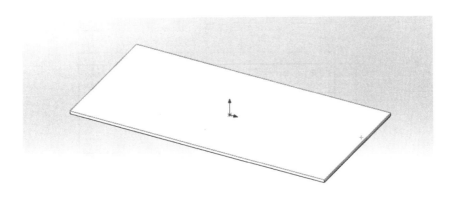

图 4－8　底板草图拉伸后

（3）在合适的地方钻孔，直径为 6 mm（准备用 M6 的螺丝进行安装）。

先定位，选择上视基准面，绘制草图，在需要打孔的位置先设置一个点，并设置好相对的位置尺寸（图 4－9）。

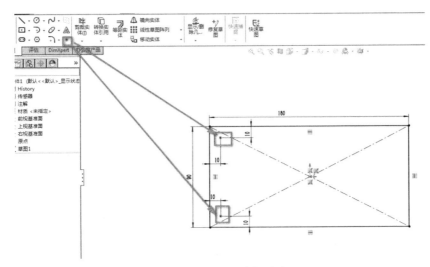

图 4－9　定位两个打孔点

按照同样的方法，在所有的打孔位置设置好点（图 4－10）。

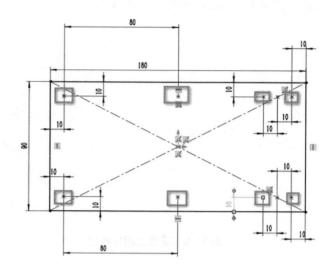

图 4 -10　定位所有的打孔点

（4）在上述需要打孔的位置（方框标注之处）打上直径为 2.5 mm 的孔（即绘制直径为 2.5 mm 的圆），然后进行拉伸/切除①（图 4 -11）。

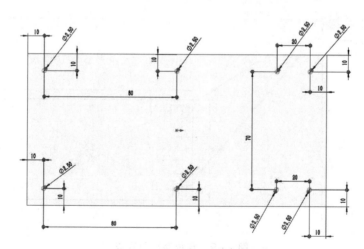

图 4 -11　打孔：绘制草图并进行切除操作

---

①　本模型不必太精密，如果孔打大了，可以加垫片安装；如果小了，可以打磨。M3 的螺丝内径为 2.5 mm 左右，外径为 3 mm 左右，所以开孔设置为 2.5 mm 即可。

底板3D草图如图4-12所示。

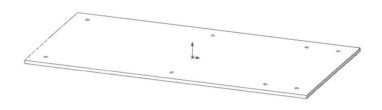

图4-12　底板3D草图

以上各孔，我们将使用若干个 M3 ∗ 7 + 6 的六角铜柱或 M3 的螺丝及螺母来安装。

2. 绘制标准零件——六角铜柱

M3 ∗ 7 + 6 的六角铜柱如图4-13所示。其中，M3 ∗ 7 + 6 的含义是：内丝、外丝 M3（外径3 mm），柱高7 mm，外丝长6 mm。

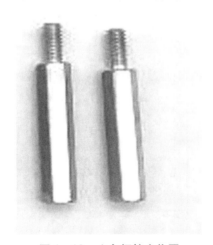

图4-13　六角铜柱实物图

为了制图方便，绘制零件时我们忽略了螺纹。

（1）选择上视基准面，在中心绘制一个六边形。根据实测结果，将六边形平行边之间的距离设置为4.6 mm（图4-14）。

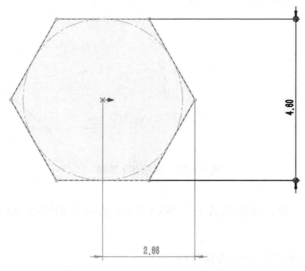

图 4 –14　六角铜柱底面草图

（2）将六边形平面图形拉伸为六角柱，柱体长为 7 mm（图 4 –15）。

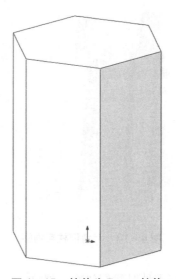

图 4 –15　拉伸为 7 mm 柱体

（3）选择下视基准面，绘制 M3 外丝，拉伸伸出基准面 6 mm 的长度（图 4 –16）。由于没有绘制螺纹，为了配合方便，我们直接把外径设置为

2.5 mm（M3 螺丝外径本来是 3 mm，但实际用于配合的钻孔内径大约是 2.5 mm，所以把 M3 涉及的圆形直径统一设定为 2.5 mm，下同）。

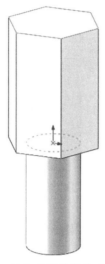

图 4 – 16　绘制草图并拉伸为外丝部分

（4）制作内丝。采用上视基准面，在中心绘制一个直径为 2.5 mm 的圆，然后拉伸/切除操作，向如图 4 – 17 所示的方向（其实就是默认方向），切除给定深度，深度设置为 6 mm。

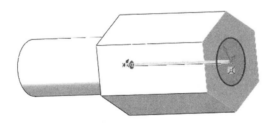

图 4 – 17　绘制草图并切除为内丝部分

（5）编辑材料，将材料设置为铜（图 4 – 18）。

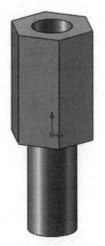

图 4 –18　编辑材料

至此，完成"六角铜柱"的制图，保存文件即可。

3. 绘制其余标准件

用到的标准件还有 M3 的螺丝和螺母，其中，M3 螺丝的长度约为 6 mm，十字，扁圆头。另外，还用到了 M6 * 100 的螺杆、M6 * 18 * 1.6 的垫片及 M6 的螺母。这些标准件，我们都绘制一下，方便在软件中装配成完整的工作台。

螺丝和螺母标准件的绘制过程比较简单，此处不再详细描述绘制过程，直接给出草图和最后的效果图。

M3 和 M6 的螺母。根据国标，M3 螺母的对边距 s 约 5.5 mm，M6 螺母的对边距 s 约 10 mm。在本案例中，3D 打印的部分包括了底板上的孔，为了方便省事，我们把 M3 的孔和直径均设置为 2.5 mm，对于 M6 的螺母和螺杆，我们简单地设置为 6 mm 的直径。

表 4 –1　螺母的参数（国标）

	螺纹规格 D	M13	M14	M15	M16	M18	M10	M12	M16	M20	M24	M30	M36	M42
	GB/T41	—	—	863	10.89	14.20	17.59	19.85	26.17	32.95	39.55	50.85	60.79	72.07
e	GB/T6170	6.01	7.66	8.79	11.05	14.38	17.77	20.03	26.75	32.95	39.55	50.85	60.79	72.02
	GB/T6172.1	6.01	7.66	8.79	11.05	14.38	17.77	20.03	26.75	32.95	39.55	50.85	60.79	72.02

续表 4 - 1

螺纹规格 D		M13	M14	M15	M16	M18	M10	M12	M16	M20	M24	M30	M36	M42
s	GB/T41	—	—	8	10	13	16	18	24	30	36	46	55	65
	GB/T6170	5.5	7	8	10	13	16	18	24	30	36	46	55	65
	GB/T6172.1	5.5	7	8	10	13	16	18	24	30	36	46	55	65
m	GB/T41	—	—	5.6	6.1	7.9	9.5	12.2	15.9	18.7	22.3	25.4	31.5	34.9
	GB/T6170	2.4	3.2	4.7	5.2	6.8	8.4	10.8	14.8	18	21.5	25.6	31	34
	GB/T6172.1	1.8	2.2	2.7	3.2	4	5	6	8	10	12	15	18	21

注释：*e*——对角距，*s*——对边距，*m*——厚度。

M3 螺母如图 4 – 19 至图 4 – 21 所示。

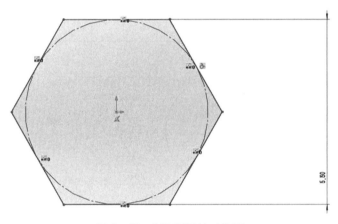

图 4 – 19　M3 螺母的对边距

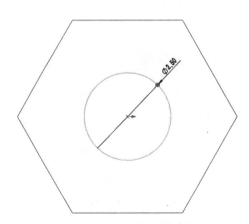

图 4 – 20　M3 螺母的内径

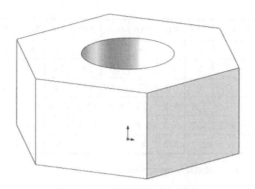

图 4 –21　M3 螺母 3D 草图

M6 螺母如图 4 –22、图 4 –23 所示。

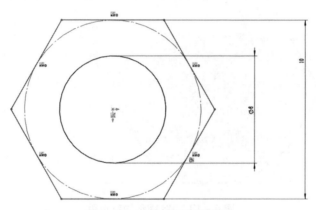

图 4 –22　M6 螺母各项参数

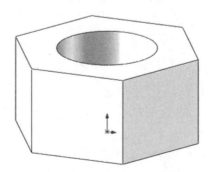

图 4 –23　M6 螺母 3D 草图

M6 ∗ 100 螺杆如图 4 – 24 所示。

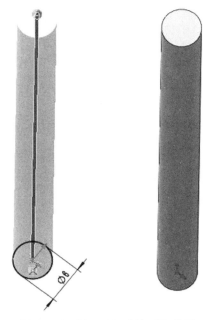

图 4 – 24   M6 ∗ 100 螺杆 3D 草图

M6 ∗ 18 ∗ 1.6 垫片，内径 6 mm，外径 18 mm，厚 1.6 mm，如图 4 – 25 所示。

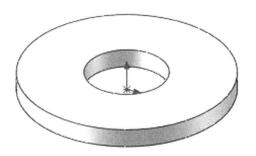

图 4 – 25   M6 ∗ 18 ∗ 1.6 垫片

M3 ∗ 11 螺丝，螺丝直径 3 mm，长度 11 mm，如图 4 – 26 所示。

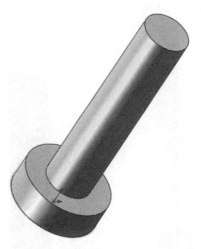

图 4 -26　M3 ∗ 11 螺丝

M3 ∗ 7 螺丝。在实体上点击右键，然后选择"编辑特征"，在左方的参数设置区修改参数，就能够直接改变拉伸的深度等参数，从而改变实体形状。如果形状的改变需要修改草图，那么直接在设计树中选择草图，在草图中双击相关数据修改即可。通过这个方法，我们很容易将 M3 ∗ 11 的螺丝模型修改为 M3 ∗ 7 的螺丝（图 4 -27）。

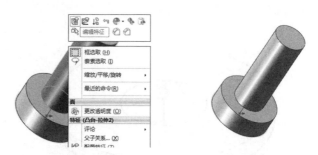

图 4 -27　M3 ∗ 7 螺丝可由 M3 ∗ 11 螺丝模型修改参数得到

4. 绘制"固定夹"

我们需要一个小零件把 M6 ∗ 100 的螺杆固定到底板上，可以采用一块弧形的小板子"夹住"螺杆，固定在底板上（图 4 -28）。

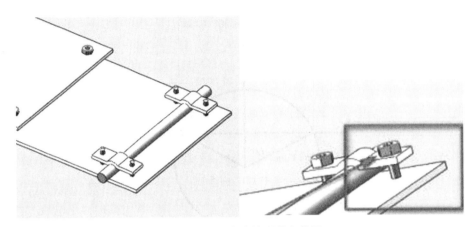

图 4 - 28　固定夹的形状和作用

具体绘制步骤如下：

（1）绘制一段直径为 6 mm 的圆弧，我们取三分之一圆弧即可。

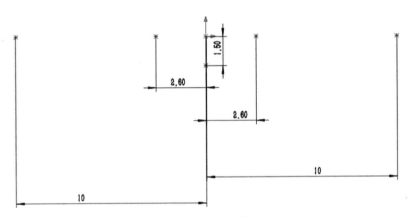

图 4 - 29　关键点的定位

　　如图 4 - 29 所示，经过计算，我们首先需要取两个点，间距为 5.20 mm，以此作为绘制两点圆弧的基础。如图 4 - 30 所示，圆心位于（0，－1.5）处，其余所有的点均位于横轴上。

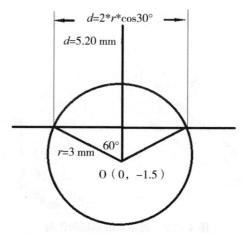

图 4-30　三分之一圆弧的有关计算

然后，绘制三分之一圆弧。在工具栏选择圆弧工具 ，然后选择

第一种圆弧类型 ，根据圆心和两点绘制圆弧（图 4-31）。画好以

后，我们可以用智能尺寸注释半径的大小，不难发现这个半径已经非常接近

3 mm，可见我们的作图是正确的。

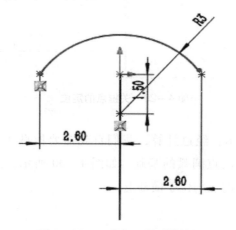

图 4-31　三分之一圆弧的绘制

（2）继续完成其他的线段（图 4 – 32）。

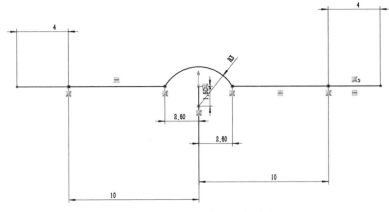

图 4 – 32　固定夹下表面线条的绘制

（3）完成"等距实体"。在工具栏选择"等距实体"，然后按住 Ctrl 键，依次选择所有已经做好的线段和圆弧，确保"向上"进行等距实体的操作，即确保预览的线条部分比原来的线条更长。具体如图 4 – 33 所示。

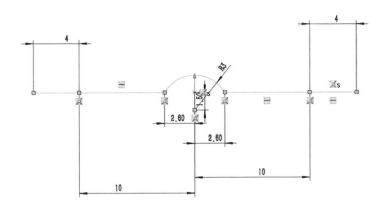

图 4 – 33　等距实体的

厚度选择 2 mm，点击确定，然后在两端开口处插入线段（只需要连接开口端点即可），形成闭合形状（图 4 – 34）。

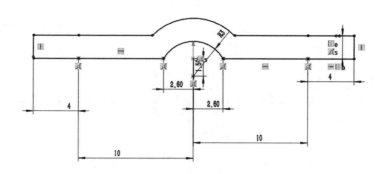

图 4 -34　固定夹侧面草图

（4）拉伸操作。我们把这个闭合形状进行拉伸，宽度设定为 10 mm 即可。

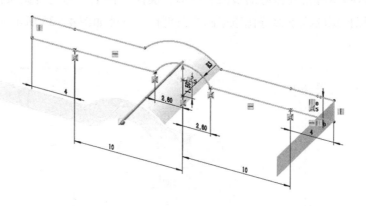

图 4 -35

（5）钻孔。我们把 M3 螺丝的孔"钻"上去。根据底板上孔的位置，两个孔距离为 20 mm，位置在中轴线上，距离两边端点各为 4 mm（图 4 - 36）。"钻孔"的步骤比较简单，即选择基准面做圆形，然后做拉伸/切割操作（图 4 -37），具体操作时需要先确定圆心的位置然后再做其他操作。

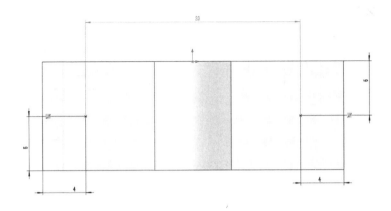

图 4 –36　定位孔的位置

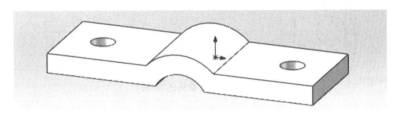

图 4 –37　"钻孔"后的效果

与此同样的零件需要 4 个，但无须多次绘制。

4. 绘制摄像头（零件）

在本例中，摄像头（图 4 –38）安装在电路板上，我们对电路板和摄像头进行测量后（图 4 –39），绘制出 3D 模型（图 4 –40），方便后面我们把装配体在软件中装配起来。

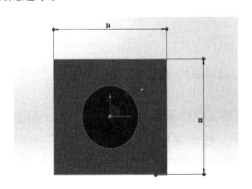

图 4 –38　摄像头示意

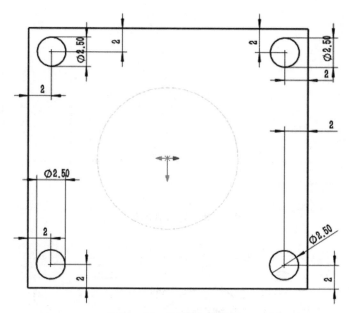

图 4 - 39　摄像头的草图

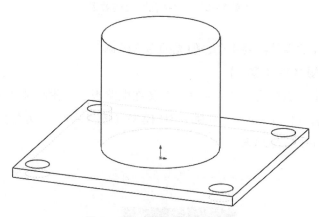

图 4 - 40　摄像头的 3D 示意

　　电路板上我们按照实测结果暂时先预留 4 个点，用于螺丝固定。

　　我们还可以设置一些外观特征，通过"视图"—"显示"—"上色"选项的开启来显示带颜色的图像（图 4 - 41）。

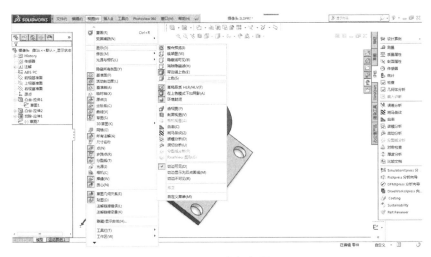

图 4 – 41 开启颜色显示

外观特征可以通过外观管理器 设置，具体由大家自由发挥。本例设计的结果如图 4 – 42 所示。

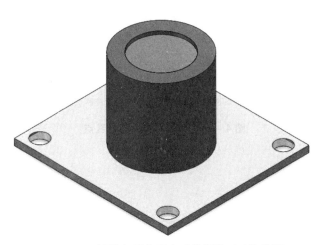

图 4 – 42 材质和颜色设定后的摄像头 3D 草图

5. 绘制"X"形支架

（1）根据尺寸绘制平面草图（图 4 – 43）。

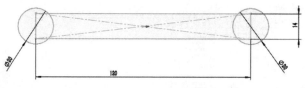

图4 - 43　　"X"形支架平面草图

（2）拉伸（图4 - 44）。

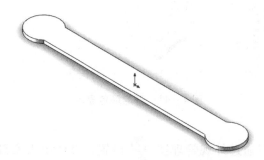

图4 - 44　　"X"形支架平面草图拉伸

（3）钻孔（图4 - 45）。钻孔后的3D效果如图4 - 46所示。

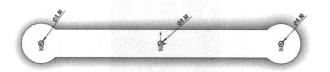

图4 - 45　　"X"形支架钻孔点

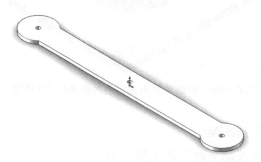

图4 - 46　　"X"形支架3D草图

（4）编辑材质（图4－47）

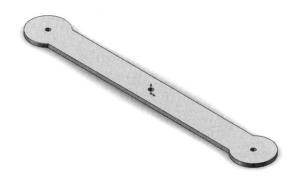

图4－47　外观编辑后的X形支架3D草图

同样的零件，我们届时复制4份即可组装为X支架。

6．制作标本放置台

放置台其实就是一块板，能够固定在底板上，用于承载标本。因此，我们只需要制作一块板子，并在对应的位置打孔即可。标本旋转台平面草图及其拉伸如图4－48和图4－49所示。

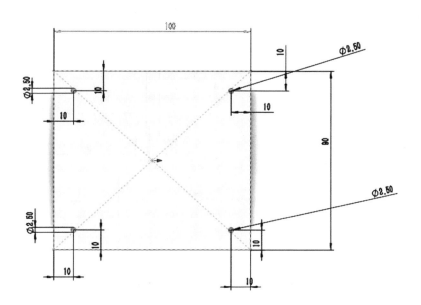

图4－48　标本放置台平面草图

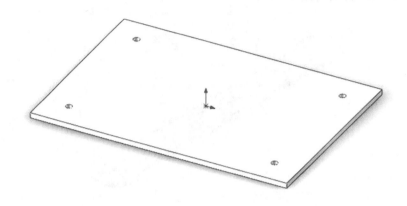

图4-49   标本放置台草图拉伸

7．制作上底板

上底板和下底板其实是一样的，不同的是，下底板我们需要安装放置标本的平面，而上底板需要安装摄像头。因此，我们需要在底板上相应的位置钻孔（图4-50）。上底板的拉伸如图4-51所示。当然，由于每个摄像头的孔位置可能不一样，所以我们不必强求精确度，必要的时候我们可以修改开孔位置，也可以舍弃螺丝安装而采用热熔胶固定。

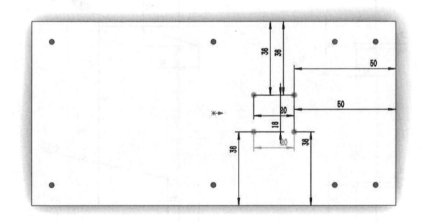

图4-50   上底板钻孔位置和关键尺寸

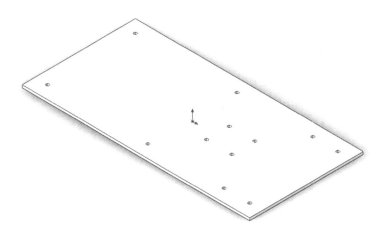

图 4 -51   上底板平面草图拉伸后

8. 制作上底板上供螺杆滑动的挡板

我们制作两个直板，安装在上底板上，具体样式如图 4 - 52 所示。

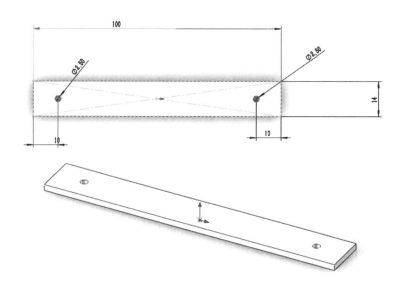

图 4 -52   挡板的尺寸和钻孔位置和 3D 草图

同样的零件需要两个。

至此，我们已经把工作台的零部件绘制完毕，然后我们在软件中进行装配。

4.2.2.3 工作台的装配

我们在 Solid Works 中把所有的零件装配起来，一方面可以检查零件制图是否正确，另一方面可以观察设计是否合理。

（1）新建一个装配体。从菜单中选择"新建"，然后选择"装配体"，进入装配体操作页面（图 4 - 53）。

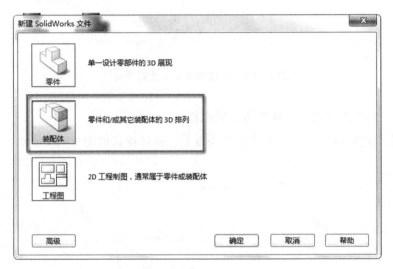

图 4 - 53　新建一个装配体

点击"确定"后，工作区左方会出现插入零部件的菜单，我们可以一个一个零件插入，而且，通过多次插入同一个零件文件可以实现插入多个同样的零件。

（2）插入底板。按照顺序，我们首先插入底板。为了让插入每一个零部件的操作都相同，我们这里的操作没有采用建立装配体后直接插入零部件的方式，而是通过点击 CommandManager 中的 插入零部件 来实现。

点击 插入零部件，然后再浏览选择需要插入的零件文件即可（图 4 - 54）。

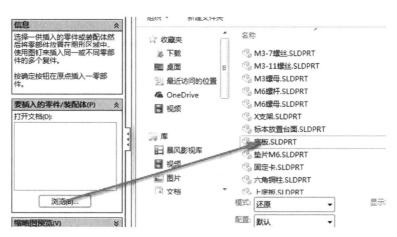

图 4 – 54　插入指定的零件

插入零部件后，通常零部件是固定的，我们可以右键点选零部件，然后选择浮动，就可以用鼠标移动零部件了（图 4 – 55）。

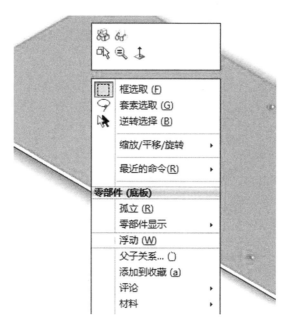

图 4 – 55　设定零件为"浮动"模式

（3）插入其他零件。插入标本放置台、M3 ∗ 7 六角铜柱 4 个、M3 螺母

4个、M3*7螺丝4个（图4-56）。按照前面的步骤插入零件，每次可以选择一组，选择等轴测视图观察零件。

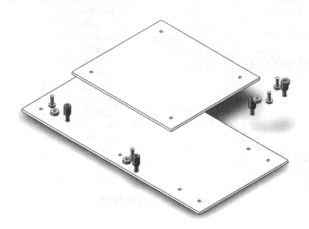

图4-56　插入部分待装配的零部件

（4）"装配"已经加入的零件。

点击工具栏中的 　　　（"配合"）图标，弹出配合设置菜单（图4-57）。

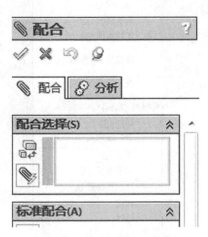

图4-57　弹出配合设置菜单

在配合选择菜单中，选择螺丝的底部边线和对应孔的底部边线，设定配合关系为"重合"，如图 4 - 58 所示。

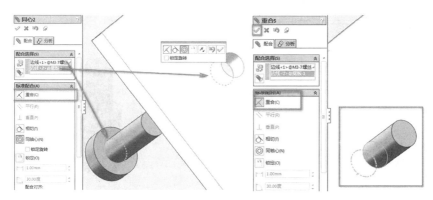

图 4 - 58　添加配合关系将螺丝插入对应的孔中

　　选择"重合" 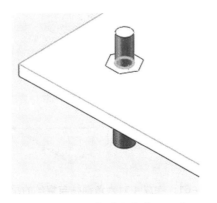 关系后，螺丝就"插入"孔中了，点击"√"确定配合关系，完成螺丝插入。

　　用类似的操作，即选择孔的上部边线和六角螺柱的下部内圆边线，设定配合关系为"重合"，将六角铜柱和螺丝配合起来，完成螺丝插入六角铜柱的操作。若重合的方向错误（图 4 - 39），则需要"反向对齐" （图 4 - 60）。

图 4 - 59　配合对齐方式不正确

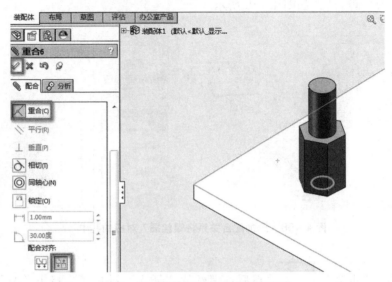

图 4 -60　选择正确的配合对齐方式

同样的方法，将底板上的 4 个孔与螺丝、六角铜柱配合起来（图 4 - 61）。

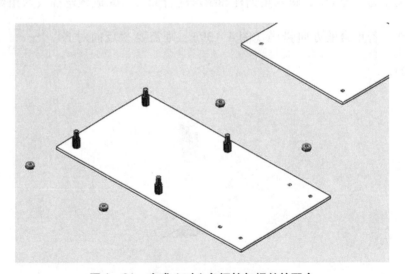

图 4 -61　完成 4 对六角铜柱与螺丝的配合

用类似的方法，将 4 个六角铜柱的螺杆"插入""载物台"对应的孔中

（图4-62）。选择对应的边线，设定配合关系为重合，其间，如果配合关系无法确定，说明绘制的图在几何关系上有错误，请查清楚尺寸设定和位置关系，修改零件图文件。

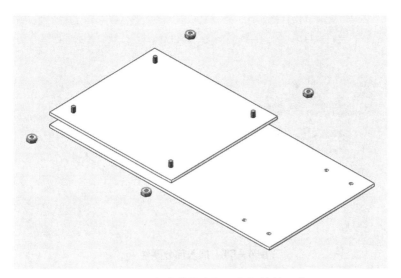

图4-62 完成载物台与六角铜柱的配合

将4个螺母"拧好"，即设定相应的配合关系，将螺母套在螺柱上（图4-63）。

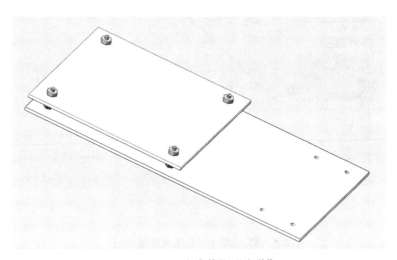

图4-63 完成载物"安装"

插入以下零件："固定夹" ×2，M6 ∗ 100 螺杆 ×1，M3 ∗ 11 螺丝 ×4，M3 螺母 ×4，M6 螺母 ×2，M6 ∗ 18 ∗ 1.6 垫片 ×2，并把零件配合关系设置好，安装到底板上（图 4 – 64）。

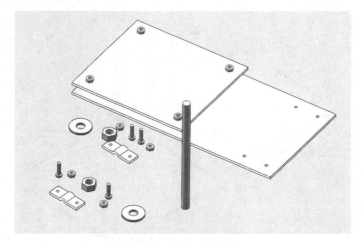

图 4 – 64 插入部分零件

将 M6 ∗ 100 螺杆安装在底板上。选择螺杆柱面和底板上面，设定关系为相切，其他关系选择默认参数即可（图 4 – 65）。若相切的方向反了，螺杆没有浮在表面，则需要设定配合对齐的方向为反向对齐。

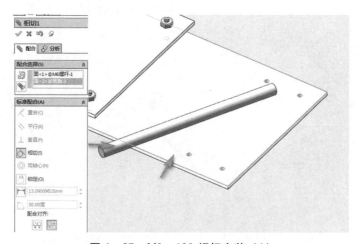

图 4 – 65 M6 ∗ 100 螺杆安装（1）

　　然后，选择底板上一边上的面，再选择螺杆远端的圆面（图4-66），将配合关系设定为"平行"（图4-67）。注意，建议不要选择同侧的面，而要选择异侧的面，这样方便设定两个面之间的距离，因为螺杆面要放在底板外面，而距离只能设定为正数，负数不方便设定，选择异侧面能够回避这个问题，具体的方便之处请读者自行试验体会。

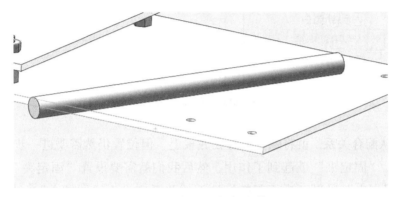

图4-66　M6*100 螺杆安装（2）

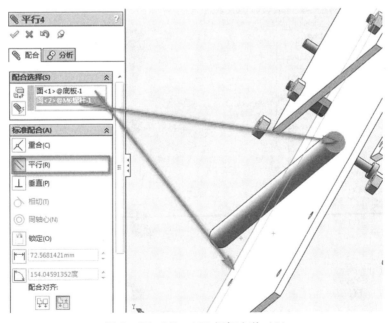

图4-67　M6*100 螺杆安装（3）

选定面的配合关系设定为平行关系后，设置两个面的"距离"为 95 mm（图 4 - 68）。因为螺杆长 100 mm，底板宽 90 mm，所选的面要凸出底板 5 mm，因此距离为 95 mm。若选择同侧面，则无法设定负数距离。

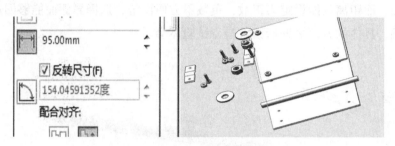

图 4 - 68　M6 * 100 螺杆安装（4）

确认配合关系，就将螺杆放置在底板上，但位置仍然需要进一步设置。这时候，"固定夹"就起到了作用，然后我们就需要设置"固定夹"的位置。"固定夹"的圆弧内面与螺杆柱面的关系应设为"同轴心"（图 4 - 69）。这样，移动"固定夹"时，螺杆也会跟着移动。

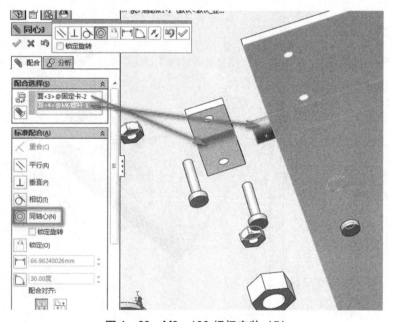

图 4 - 69　M6 * 100 螺杆安装（5）

用同样的方式装配好两个"固定夹",将零件移动到大致的装配位置,方便观察以及下一步装配(图4-70)。

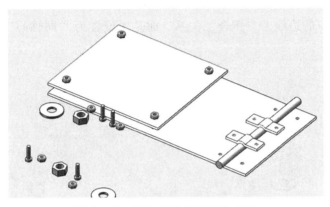

图4-70　M6*100螺杆安装(6)

由于在绘图时,本例选择的最初的基准面都是上视基准面,因此零件的拉伸方向都是朝上的,这样的统一设定会带来一定的方便。例如,此处的"固定夹",下表面天然与底板平行,就无须设定配合关系了。也可以在此处设定为"同轴心"配合关系,然后再将"固定夹"的下表面和底板表面的配合关系设定为"平行"。这由同学们独自完成,不再赘述,如果其他零件有类似的情况,也是如此操作。

按照设置对应边线重合的方法,先将螺丝插入对应的孔中(图4-71)。

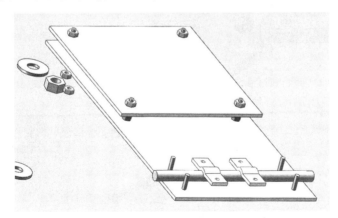

图4-71　M6*100螺杆安装(7)

　　然后用类似的方法将"固定夹"安装到4个螺丝上,此时 M6*100 的螺杆会跟随"固定夹"一起被安装到对应的位置(图4-72)。

　　这里,由于"固定夹"上的孔是不能被螺丝"插入"到底端的,所以不能设置相应的边线为"重合"关系,而是要设置为"同轴心"关系(图4-73)。

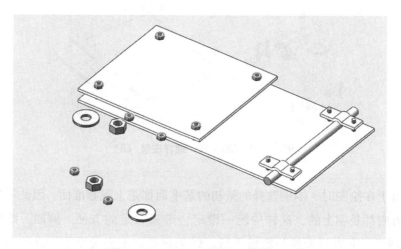

图4-72　M6*100 螺杆安装 (9)

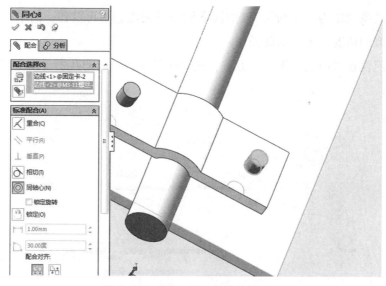

图4-73　M6*100 螺杆安装 (8)

接下来，安装 M3 螺母，将"固定夹"固定好，这样就把 M6 ∗ 100 螺杆固定在底板上了（图 4 – 74）。

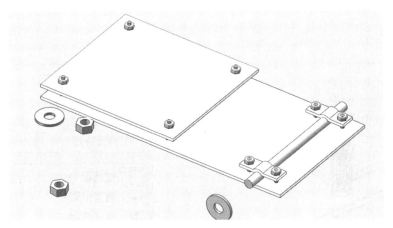

图 4 – 74   M6 ∗ 100 螺杆安装（10）

将另一根螺杆插入载物台下。

插入另一根 M6 ∗ 100 螺杆，按照前面提及的方法安放到底板表面，并保证其插入到底板和载物台之间，圆形面与底板侧面平行，两端伸出底板的长度相等。这时，我们发现一个比较麻烦的问题：M6 ∗ 100 的螺杆可能不够长（图 4 – 75）。那么我们在修改之前，先要确认是否有更长的标准件，然后再修改零件。

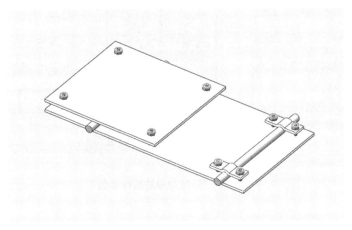

图 4 – 75   另一根螺杆的安装过程中发现长度可能偏小

经核实，能够直接购买到更长的螺杆，因此我们可以放心地修改。首先，我们选中螺杆上被拉伸的那个面，点击右键，弹出菜单后，选择"编辑特征"（图4-76）。

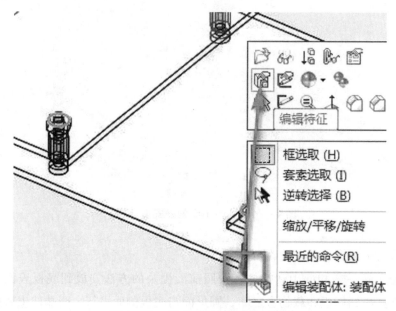

图4-76　弹出"编辑特征"菜单

然后弹出特征参数修改框，将100 mm修改为110 mm（图4-77）。

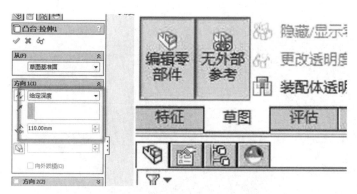

图4-77　修改对应的拉伸参数

点击确认，即可修改成功。此时，发现显示方式变成了线条，我们退出编辑模式即可回复到原来的状态。

点击"退出编辑零部件"，即可退出编辑模式。这时候，我们可以看到，已经安装好的螺杆伸出底板的长度增加了，以至于两边伸出的长度不对称，我们需要调整伸出的长度（图4－78）。螺杆零件虽然有两个，但文件只有一个，因此修改一个文件会造成所有的相同零件都发生变化。我们在调整配合关系时，需要全部都调整到，切记不要漏了。

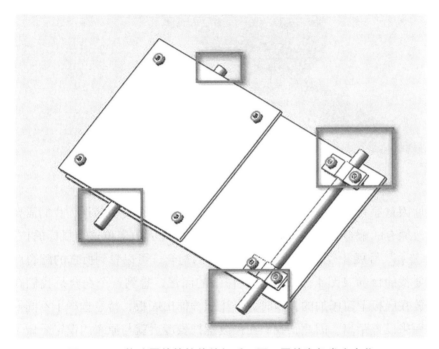

图4－78　修改零件的拉伸特征后，同一零件全部发生变化

当通过添加配合关系来修改面与面之间距离时，发生错误（图4－79）。

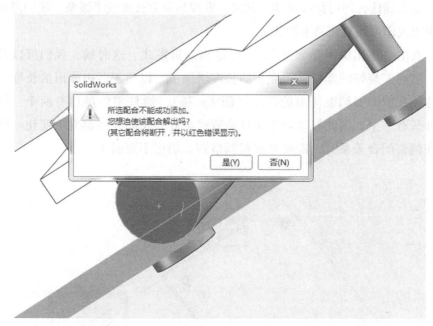

图4-79　需要解除或者修改原有的配合关系

　　原因是原有的配合与新添加的配合矛盾了。为了避免错误，我们需要转而修改原有的配合。点击目标，可以在"设计树"中定位这个目标的位置。点击"＋"号展开"设计树"，点击对应的配合，可以看到所选的配合就是我们要找的目标（图4-80）。经过仔细的回忆，想到这个配合是我们在把螺杆放在底板上时添加的，当时为了让螺杆伸出底板，特意选择了不同侧的两个面来设置距离。因此，我们在修改螺杆长度后就与原来的设定矛盾了。

　　我们用右键点击"设计树"中的目标，弹出选项，选择"编辑特征"，即可弹出编辑窗口（图4-81）。我们将距离从95 mm改为100 mm，即可让两端对称。

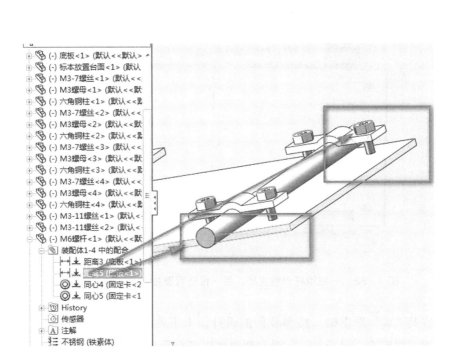

图 4 – 80   在设计树中查找 M6 螺杆的配合关系

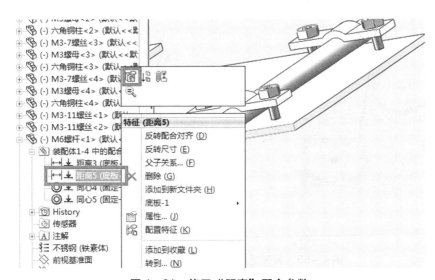

图 4 – 81   修正"距离"配合参数

调整完一根螺杆后,另一根仍然不对称,需要按照类似的步骤调整一下(图 4 – 82)。

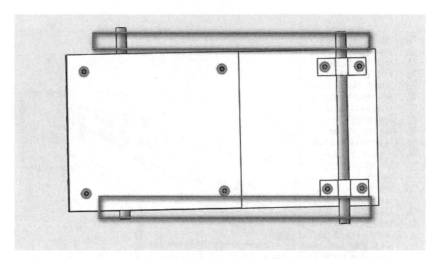

图4-82　一根螺杆调整完毕，另一根还需要按同样的步骤调整

安装"X"形支架。按照我们的设计，上下两块平板之间需要用"X"形支架支撑起来，并且"X"形支架要可以开合滑动，控制平板之间的距离变化。插入零件后，立刻发现有些M6的孔打成了M3的了，立即修改（图4-83）。

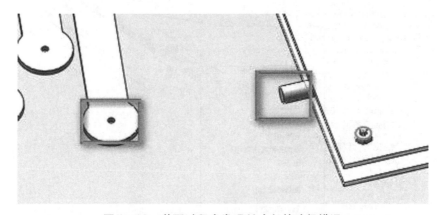

图4-83　装配过程中发现X支架的孔径错误

孔的大小是草图确定的。因此我们点击孔的内面，右键弹出菜单，选择"修改草图"（图4-84）。随后出现草图页面，双击标注的尺寸弹出修改框，填入新的尺寸，点击确认即可。

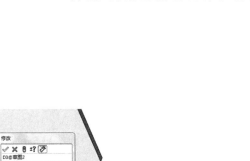

图4-84　选中孔内侧面，右键弹出修改菜单

连续点击确认，然后退出编辑状态，即可观察到有一个孔已经修改为 M6 的尺寸了，而且所有的零件都发生了修改（图4-85）。

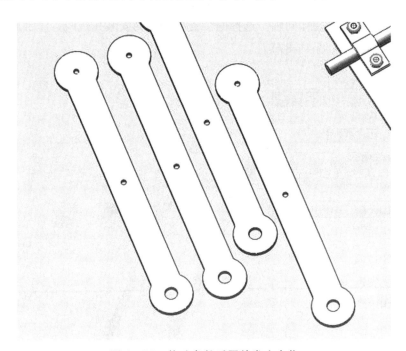

图4-85　修改参数后零件发生变化

此时，我们把零件的另外一个 M6 孔按同样的步骤修改好（图4-86）。

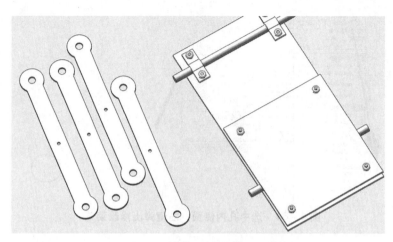

图 4 –86   "X"形支架孔径修改完成

接下来，我们把"X"形架两两配合，使其能够支撑起来。

首先，设定安装孔同轴。选择两个支架中心的安装孔边线，添加配合关系为"同轴心"（图 4 –87）。

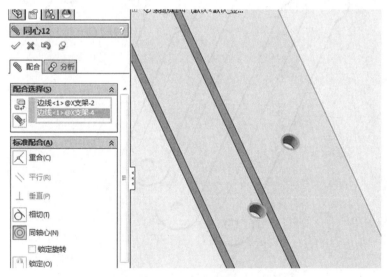

图 4 –87   "X"形支架装配（1）

然后，选择内面进行贴合，设定配合关系为"重合"（图 4 –88）。

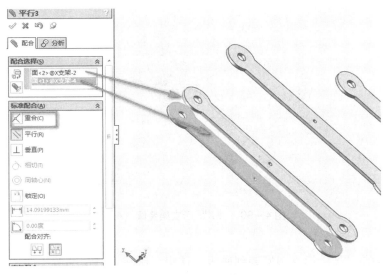

图 4-88   "X" 形架装配 (2)

为了观察起来方便，我们将两个支架错开，形成一定的角度（如60°）。我们点选两个支架侧面的边线，添加配合关系，设置角度为60°。确认后，两个支架旋转错位，形成60°角（图4-89）。另外一对也同样处理（图4-90）。

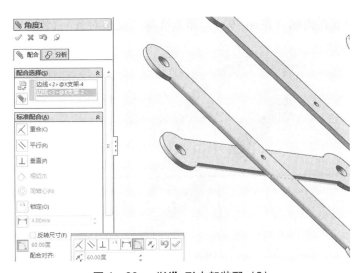

图 4-89   "X" 形支架装配 (3)

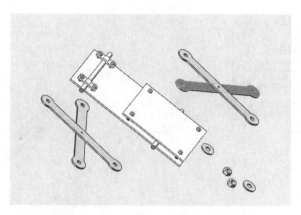

图 4 -90　"X"形支架装配（4）

然后将"X"形支架安装到底板。这里，应注意一个细节，即"X"形支架是有厚度的，以至于支架内侧的两个零件内面与底板侧面之间的距离是不一样的，这个距离差正好等于零件的厚度 2 mm。因此，我们在安装时应注意将固定端安装在内侧，保证与底板贴合紧密，外侧的一支应安装在活动端。

我们选定内侧的一支零件（图 4 -91），设定圆形边线与固定端螺杆的圆形面边线同轴心。如果软件自动安装时将零件"装反了"，即没有让我们期待的那一支在内侧（图 4 -92），那么选择"反向对齐"（图 4 -93）。

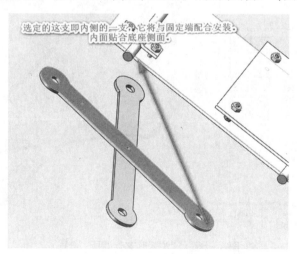

图 4 -91　"X"形支架装配（5）

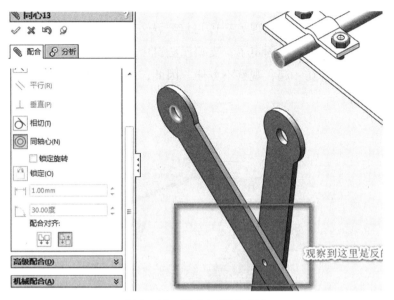

图 4 – 92　X 支架装配（6）

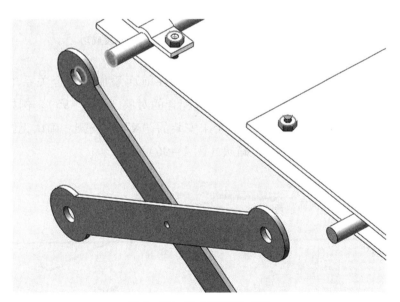

图 4 – 93　X 支架装配（7）

设定内侧与底座侧面重合（贴合）。

安装好一侧后，我们发现另一侧可能没法安装（图4-94），原因是前面我们把两个支架的角度固定了，支架没法自由活动。但若不做前面的角度设定，则支架重合在一起，观察不方便。因此，我们选择现在将前面设定的角度关系删除。

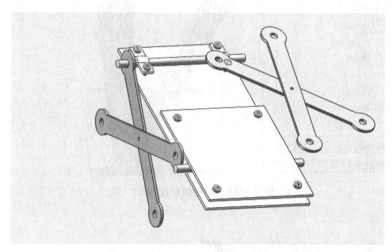

图4-94　X支架装配（8）：发现无法安装成功

展开"设计树"中的"配合"分支，在前面添加的配合关系中找到"角度1""角度2"，双击标签即可观察配合的对象（图4-95）。例如，双击"角度1"我们可以看到是另一个未安装的"X"形支架。确认无误，右键—删除此关系，点击"是"确认（图4-96）。

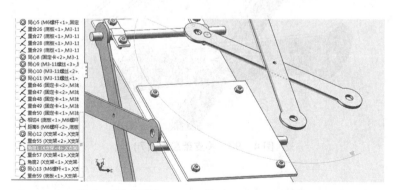

图4-95　"X"形支架装配（9）：在设计树中找到不必要的配合关系

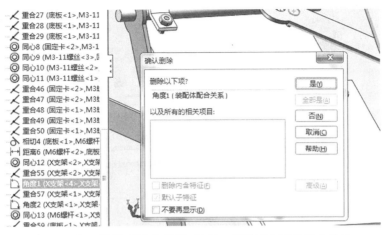

图 4-96 "X" 形支架装配 (10)：删除不必要的配合关系

用同样的方法删除"角度 2"的配合关系，此时，我们移动底板时，"X"形支架应能自由转动，然后我们才能将另一边安装到固定端，否则会发生错误（图 4-97）。

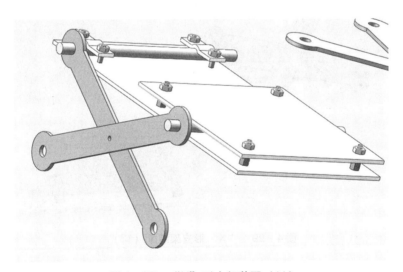

图 4-97 "X" 形支架装配 (11)

若软件显示将"X"形支架安装在了底板的"下方"，我们可以通过移动底板来纠正其位置关系（图 4-98）。可以看到，"X"形支架会跟随运动，最终向上"支起来"（图 4-99）。

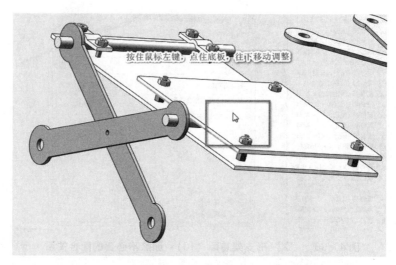

图4-98 "X"形支架装配（12）：调整底板位置

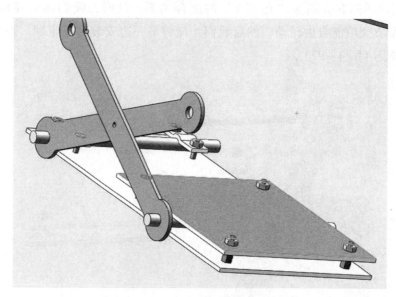

图4-99 "X"形支架装配（13）

　　不难发现，活动端事实上并未与支架贴合紧密，而是存在2 mm缝隙。这也是我们不能将内面全部设定为"重合"的原因所在。这个缝隙我们将用1.6 mm垫片来填补，留一定的空隙，方便滑动（图4-100）。实际使用的时候，在有必要的时候拧紧支架外侧的螺母，就可以固定支架形态。接下来，我们就安装垫片和螺母。

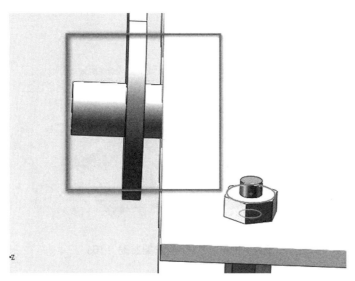

图4-100　"X"形支架装配（14）：安装垫片

将垫片和 M6 螺母安装到 M6 螺杆上，并将两片支架零件用 M3 螺丝螺母通过中心孔上固定起来。

通过设定边线同轴心——设定面重合或者直接设定边线重合的方式，可以安装螺母和垫片（图4-101）。因与前面安装 M3 螺丝和螺母的方法类似，此处不再赘述。

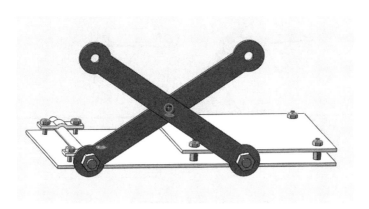

图4-101　"X"形支架装配（15）：安装螺母

用同样的方法，将另外一个"X"形支架安装在底面上，注意固定端一定要贴合支架安装，活动端与支架之间要安装垫片（图4-102）。

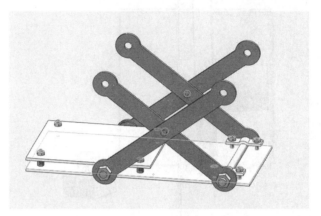

图4-102　"X"形支架装配（16）

我们移动底板，支架也会随之发生运动，可以预见，上底板会随着支架的运动而上下运动，可见这个设计应该是可以使用的。

将螺杆和摄像头固定安装到上底板。按照与下底板安装一样的方式安装上底板，随着大家操作熟练度的增加，装配的速度也会越来越快。

导入需要的零件，首先安装固定端的螺杆（图4-103），然后安装摄像头（图4-104）。安装方法前面已经介绍过，不再赘述。

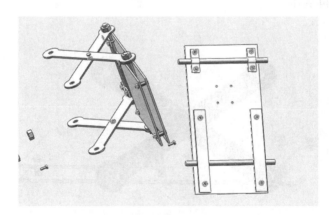

图4-103　将螺杆安装到上底板

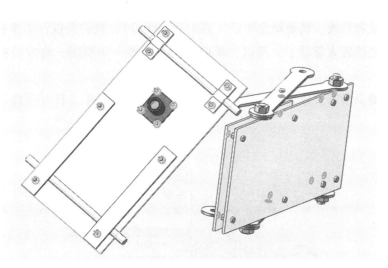

图 4 –104　将摄像头安装到上底板

将上底板安装到支架上，装配成显微镜工作台。

安装上底板时，"X"形支架的内侧注意要安装在固定端，这样安装的固定端更加牢固，所以上底板的固定端要与下底板的活动端同侧。

选择相应的边线，设定配合关系为同轴心。此时装配体基本成型（图4 –105）。

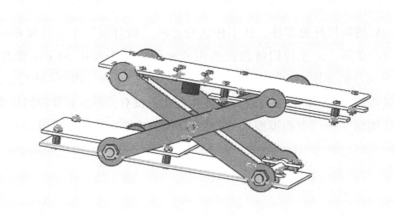

图 4 –105　装配基本成型（还有错误未修正）

调试和修改。简要地安装后（尚未装配螺母），我们发现，工作台的摄像头安装位置太靠后了。所以，我们还需要修改一下草图，将安装孔往前移动。

右键点击需要修改的零件，在弹出的对话框中选择"打开零件"（图4 – 106）。

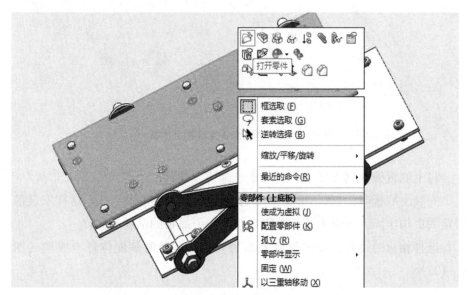

图 4 – 106　需要修改上底板安装摄像头的孔位置

然后编辑打开的零件。从工作区左方的"设计树"中，选择相应的需要修改的草图。首先我们将摄像头距离底板边的距离从 50 mm 修改为 10 mm。从对应的草图中找到需要修改的数据，双击修改（图 4 – 107）。此时，数据虽然修改了，但模型外观并未发生变化，没有关系，只要我们从菜单中点选"编辑"——"重构模型"，即可重新构造草图，并重构模型。

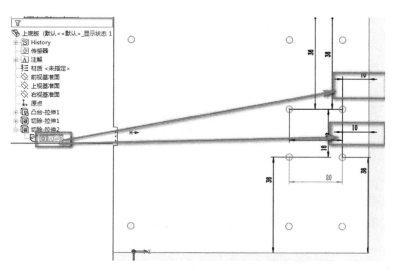

图4-107 直接编辑上底板零件

修改这一处后，我们又发现摄像头的位置会和螺杆发生冲突，因此我们再把螺杆的固定位置往后移动20 mm。找到对应的草图，将边上的孔与短边缘的距离从10 mm改为30 mm（图4-108）。然后，重构模型，点击保存。

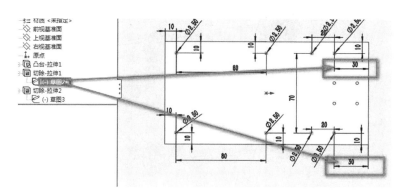

图4-108 修改螺杆的固定位置与摄像头安装位置"错开"

切换回装配体编辑页面（也可以重新打开软件和文件），由于改动零件，装配体发生了变动，软件提示需要重建模型，我们选择"重建"即可（图4-109）。

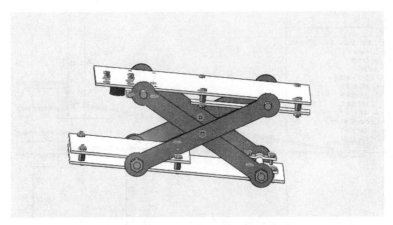

图 4 – 109　装配基本成型（修正明显错误后）

我们观察一下，发现基本上设计无误了，就完成剩下的螺母、垫圈等小零件的安装。图 4 – 110 显示了安装好所有零件后的效果。

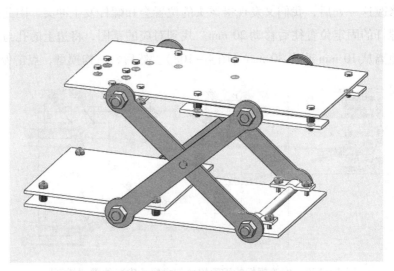

图 4 – 110　装配体完成装配

此时，工作台的摆放可能不是很"正"，倾斜的角度让我们观察起来不方便。为了解决这个问题，可以把零件和基准面的配合关系设定一下。我们不妨设定底板表面平行于上视基准面，底板某个侧面（2 mm 厚的侧面）与前视基准面重合（贴合在一起），即可得到一个摆放得很"正"的工作台模型（图4-111）。

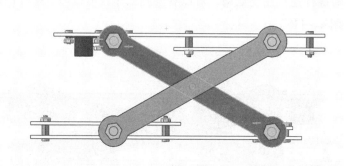

图4-111 设定模型的摆放方向后

4.2.2.4 确认和检查

我们要对建好的模型进行确认和检查。

Solid Works软件功能非常强大，做好的模型不仅可以运动，而且可以进行碰撞检测。

我们固定下底板，使工作台的运动更加方便操作。右键点击下底板，弹出菜单，点选"固定"（图4-112）。

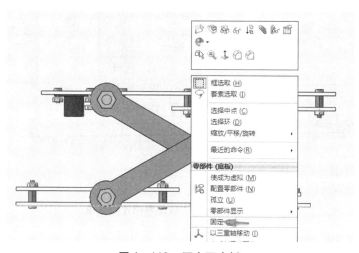

图4-112 固定下底板

下底板固定后，固定在下底板上的所有零件会因此也固定起来，而可以活动的部分是可以运动的，但也要受到配合关系的约束。这时候，我们点住下底板上的螺杆左右往复运动，可以观察到工作台可以随着螺杆的运动升高和降低（图4-113）。

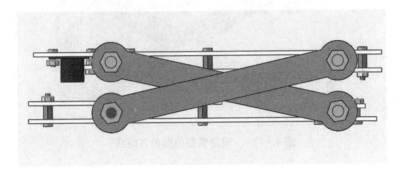

图4-113　观察活动端的运动范围

这个运动看起来没有什么问题。考虑到摄像头镜头的焦距很短，对焦时需要摄像头与标本的距离非常近，上底板应能够无限靠近下底板。我们可以打开碰撞检测，检验一下上底板放的很低时，工作台的运动是否可以完成。

操作方法为：从工作区的工具栏中选择"移动零部件"—"移动零部件"，然后在属性框中进行设置（图4-114）。

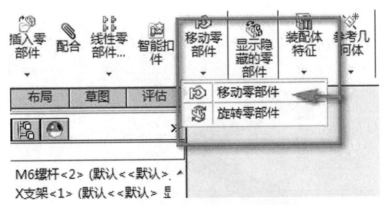

图4-114　打开"移动零部件"菜单

我们只拖动最下方的螺杆，因此选择"自由拖动"即可。点开选项卡，点选"碰撞检查"，其他选项默认。如果您的电脑性能非常好，可以勾选"碰撞时停止"，若电脑性能属于中下水平则不建议勾选"碰撞时停止"选项，因为电脑计算如果不够快，碰撞检测到后会延迟一段时间停止，此时可能已经运动到不可运动的地方了，系统会自动要求去掉该项选项。

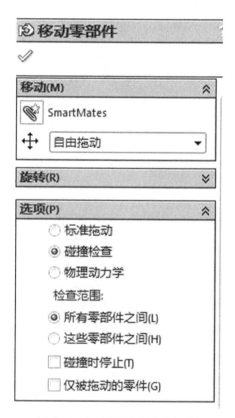

图 4 -115　开启碰撞检查选项

不要关闭"移动零部件"的属性设置框和选项卡，小心地移动螺杆，让摄像头上升，仔细观察是否发生碰撞。当发生碰撞时，会发出一声响（图 4 -116），发生碰撞的部分会变色显示（图 4 -117）。这时我们就可以切换视角观察碰撞的地方，更加清晰地看到碰撞的具体情况。

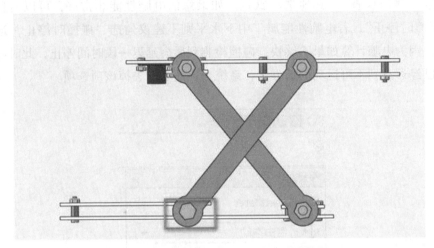

图4-116 运动中发生碰撞时会发出声音提示

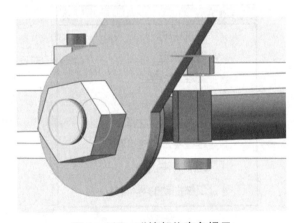

图4-117 碰撞部位变色提示

放大观察以后，我们可以看到是螺杆和六角铜柱发生了碰撞，这恰好就是我们需要的效果（图4-118）。

接下来，我们将螺杆往另一个方向移动，看摄像头是否能够下降到足够低的位置。结果，在一个比较低的位置发生了碰撞，这个位置并不是我们期待的高度（图4-119）。切换视角和放大观察碰撞处，可以观察到细节。

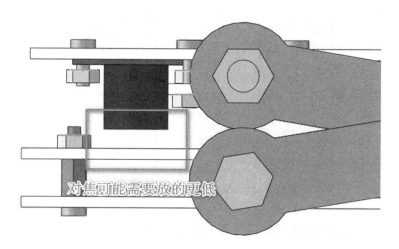

图 4 –118　摄像头无法无限靠近目标

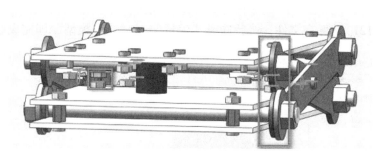

图 4 –119　发生碰撞的面变色

仔细观察，得出碰撞原因：垫片的外径可能偏大了 2 mm，而且中部的螺丝碰撞在一起了。我们只需要把垫片外径换得更小一点，把上下底板中部螺丝错开安装即可。经查阅，我们可以换为 M6 * 16 * 1.5 的垫片，将垫片的零件图修改外径和厚度即可。另外，需要将下底板中部螺丝往内部移动 5 mm，达到与上底板中部螺丝错开的目的。

修改垫片。右键点击垫片，选择打开零件。修改特征，右键点击新打开的垫片，选择"编辑特征"（图 4 – 120）。

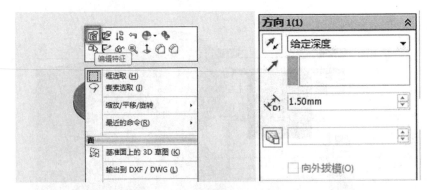

图 4 - 120　直接修改对应的零件文件

在属性设置框中将深度设置为 1.5 mm，然后确认，即完成垫片的厚度修改。

关于垫片外径的修改，我们采用另外一种操作方式。在"设计树"中找到需要修改的草图，直接双击数据进行修改，将外径 18 mm 改为 16 mm（图 4 - 121）。保存文件，然后选择"编辑"—"重构模型"即完成修改。

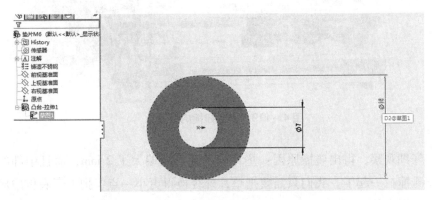

图 4 - 121　完成零件修改

关闭文件，此时软件会提示是否需要重构装配体。我们选择"是"，即可自动完成在装配体中的相关修改（图 4 - 122）。

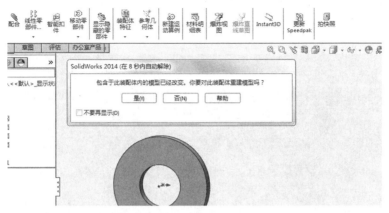

图4-122　零件修改完成后，装配体需要重建模型

用类似的方法，我们修改上底板、下底板的中间孔位置。

右键点击并打开下底板文件。从设计树中找到需要修改的草图，进行数据修改。此处要注意，我们不仅要修改下底板孔位置，还要修改载物台上对应孔的位置。由于载物台是对称的，在孤立的零件中已经分不清方向了，因此我们直接在装配体的草图上进行修改。

点击下底板即可在设计树中定位到相应位置，展开菜单，找到对应的草图，完成数据修改。对于载物台，同样操作一番即可。

可以看到，修改后中间的螺丝已经错开，不会再碰撞（图4-123）。再次进行碰撞检测后，确定模型可以让摄像头下降到最低的位置。这样，经过检查和修改，网络显微镜的模型设计就完成了。

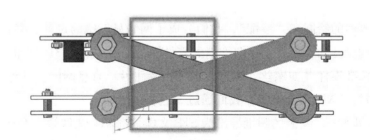

图4-123　修改后运动范围符合预期

经过渲染（不是必要的步骤，读者可以自己查阅资料或者通过尝试的方式学习），最后的效果如图 4 – 124 所示。

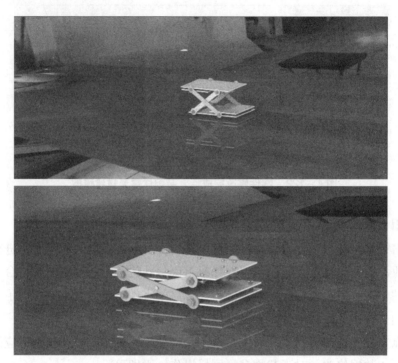

图 4 –124　网络显微镜 3D 渲染

4.2.3　作品加工和制作

经过零件的绘制和"装配"，我们完成了网络显微镜的设计，并且初步检验了结构设计的合理性。我们绘制的零件图，是可以进行 3D 打印的。为了方便，标准零件（如螺丝、螺母、螺杆、螺柱等）直接网购。其他零件，如各种板材，"X"形支架等，我们通过 3D 打印来实现。

将 Solid Works 绘制的图纸导出为 STL 文件，将 STL 文件导入 Cura 软件（3D 打印切片软件）进行切片，生成用于 3D 打印的 gcode 文件，就可以使用 3D 打印机进行打印了。

我们将各种零件按照设计图安装起来，接上摄像头的 LED 电源，并将摄像头连接到电脑 USB 口。通过摄像头软件的窗口就能观察到网络显微镜拍摄到的内容。用这个网络显微镜观察到的洋葱鳞片叶表皮标本效果还是很好的（图 4 – 125）。

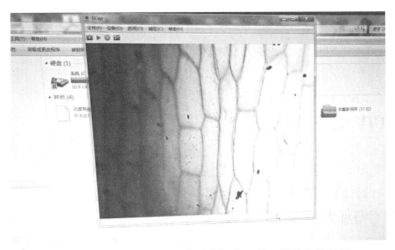

图 4 –125　演示标本"洋葱鳞片"在网络显微镜上的效果

5　医学创客入门训练项目[①]

5.1　DIY 电子 pH 计

　　采用 pH 计能更好地控制化学反应，达到提高生产率、产品质量及保证安全生产的目的。某些间歇生产过程（如某些化肥生产、食品加工过程）采用 pH 计后可变为连续生产方式。在现代工业中采用 pH 的次数计比其他类型的连续分析仪表的总和还多，几乎凡需用水的生产部门都需要采用 pH 计。pH 计的应用范围很广，从工业用水和废物处理到采矿中的浮选过程等都需要应用 pH 计，具体包括纸浆和造纸、金属加工、化工、石油、合成橡胶生产、发电、制药、食品加工等领域。

　　一个电子 pH 计的价格，通常在几百到几千元不等。如果我们自己制作一个，成本或许会超过购买，但我们能够通过 DIY 制作的过程学习传感器的编程和使用，以后可以制作别的测量设备和仪器。

---

　　① 　本部分所有项目均为开源项目，全部来自 BioHack Academy，官网地址：http：//biohackacademy. github. io/。虽然项目会公布所有的设计文件，但这里仍然建议读者不要直接使用已经设计好的文件，而是根据已有的创意，从测量尺寸开始"复刻"设计的过程，然后网购材料，进行制作，这样才能真正学会创客技能和知识。列出源程序作为参考程序，是希望读者能够通读程序，按照注释对程序逐行进行解读和学习，而不是简单地使用别人的程序进行制作。仅对使用 DIY 设备有兴趣，不关心制作过程的读者，可以在 GitHub 搜索相应的开源资料。本部分项目来源一致，为锻炼读者搜集开源资料的能力，并利于读者能够深入理解项目原理和程序逻辑、锻炼实操能力，未列出设计文件的详细内容，且不再分项详细标注项目出处和来源，特此说明。

5.1.1 电子 pH 计的基本原理

电子 pH 计使用 pH 传感器（图 5 – 11）测定 pH，并把测量结果显示在液晶屏上。pH 传感器主要依据原电池的原理制作而成（图 5 – 12）。一个原电池由两个半电池组成，一个发生氧化反应，一个发生还原反应，两个半电池用盐桥连接。半电池就是一个原电池的电极和它周围的在发生反应的溶液，一个电池由两个电极及夹于其间的电解质组成。

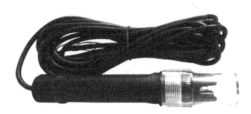

图 5 – 1　pH 传感器

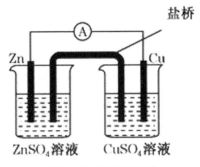

图 5 – 2　原电池模型

一个 pH 传感器本质上是一个原电池系统，此电池的端电压称为电极电位，此电位由两个半电池构成，其中一个为测量电极，另一个称为参比电极。对于 pH 电极，它是一支端部为吹成泡状的对于 pH 敏感的玻璃膜的玻璃管。管内充填有含饱和 AgCl 的 3 mol/L KCl 缓冲溶液，其 pH 为 7。当 pH 点极浸入被测溶液，玻璃膜两面会存在一个电位差，这个电位差用 Ag/AgCl 传导系统导出，即可通过测量电位差计算得到对应的 pH。pH 符合电极结构如图 5 – 1 所示。

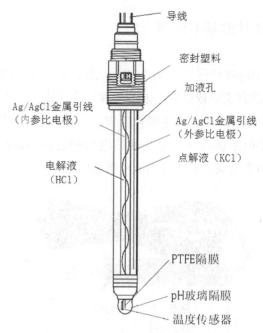

导线

密封塑料

加液孔

Ag/AgCl金属引线
（内参比电极）

Ag/AgCl金属引线
（外参比电极）

点解液（KCl）

电解液
（HCl）

PTFE隔膜

pH玻璃隔膜

温度传感器

图5-3　pH符合电极结构示意图

当pH电极浸入被测溶液时，玻璃膜两面存在的电位差与pH存在比例关系（表5-1、图5-4），因此我们可以通过这个电位差来反应pH的大小。此外，温度对于pH测定有很大影响，因此我们有时候需要进行温度补偿计算才能得到较精准的pH。一般来说，对于 $20\sim30$ ℃之间或者pH在7左右的测量，不需要进行温度补偿，其他情况下的测量都需要进行温度补偿。

表5-1　pH与膜电位之间的关系（25℃）

pH	0	1	2	3	4	5	6	7	8	9	10	11	12	13
膜电位/mV	414	355	295	236.6	177.5	118	59.16	-59.16	-118	-177.5	-236	-295	-354	-414

显然，为了精确测定pH，一个电子pH计还需要测量温度，以便进行温度补偿。进行温度补偿的工作将由程序来完成。

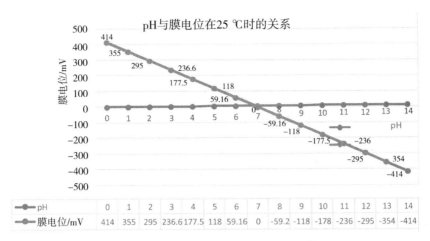

pH	0	1	2	3	4	5	6	7	8	9	10	11	12	13	14
膜电位/mV	414	355	295	236.6	177.5	118	59.16	0	-59.2	-118	-178	-236	-295	-354	-414

图 5 - 4　pH 与膜电位之间的关系（25 ℃）

5.1.2　电子 pH 计的电路原理

电子 pH 计的电路原理如图 5 - 5 所示。

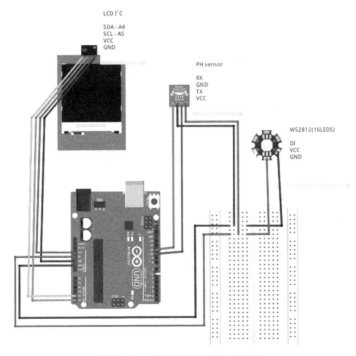

图 5 - 5　电子 pH 计的电路原理

5.1.2.1 指示灯

使用一个 WS2812 彩色灯环作为指示灯。这个灯环由 16 个 LED 组成，其作用是指示酸碱度。当测量到的 pH < 7 时，我们可以用偏暖的色调来指示，酸性越强，色调越暖；当测量到的 pH > 7 时，我们可以用偏冷的色调来指示，碱性越强，色调越冷；当测量到的 pH = 7 时，用绿色来指示。这样，我们就能从指示灯上得到酸碱度的感性认识。这个功能需要程序配合电路实现。

5.1.2.2 pH 传感器

pH 传感器是电子 pH 计的核心设备。通过读取 pH 传感器的数据，根据数据的大小控制彩色灯环，指示酸碱度的大致情况。这里，我们暂时只考虑室温（25 ℃）下的测量，所以不进行温度补偿。

若需要得到更加精确的结果，则必须进行温度补偿。通过计算，再将测量值与标准 pH 进行对比，不断调整温度补偿算法，这样才能得到最好的测量效果。

5.1.2.3 液晶屏

这里，使用了一块 I^2C 的液晶屏来显示结果。I^2C 即 IIC（Inter – integrated circuit）总线，用于连接微控制器及其外围设备。I^2C 连接的设备只要求两条总线作为通信线路：一条串行数据线 SDA，一条串行时钟线 SCL（图 5－6）。在传输数据的时候，SDA 线必须在时钟的高电平周期保持稳定，SDA 的高或低电平状态只有在 SCL 线的时钟信号是低电平时才能改变。

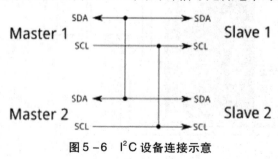

图 5－6 I^2C 设备连接示意

I²C 总线传输数据时，遵循以下的协议：

（1）起始和终止条件。

起始条件和终止条件都是由主机发起产生。总线在起始条件之后处于忙碌状态，在终止条件之后又处于空闲状态。

起始条件：SCL 线是高电平时，SDA 线从高电平向低电平切换。

终止条件：SCL 线是高电平时，SDA 线从低电平向高电平切换。

重复起始条件：和起始条件相似，重复起始条件发生在终止条件之前。当主机想继续给从机发送消息时，一个字节传输完成后可以发送重复起始条件，而不是产生终止条件（图 5-8）。

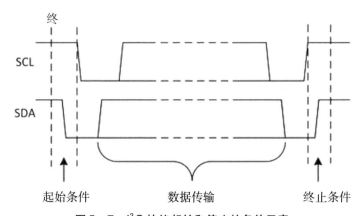

图 5-7　I²C 协议起始和停止的条件示意

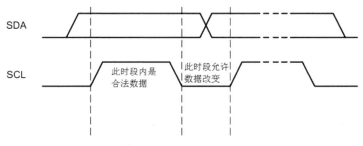

图 5-8　I²C 协议传输 1 bit 数据的示意图

（2）数据字节格式。

SDA 数据线上的每个字节必须是 8 位，每次传输的字节数量没有限制。每个字节后必须跟一个响应位（ACK），首先传输的数据是最高位（MSB），如图 5-9 所示。SDA 上的数据必须在 SCL 高电平周期时保持稳定，数据的高低电平翻转变化发生在 SCL 低电平时期（图 5-10）。

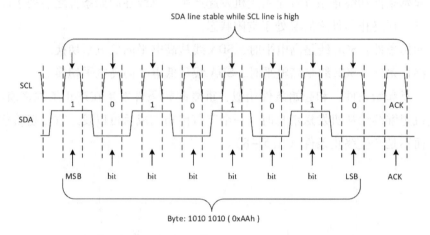

图 5-9 I²C 协议传输 1 字节数据的时序示意（以 1010 1010 为例）

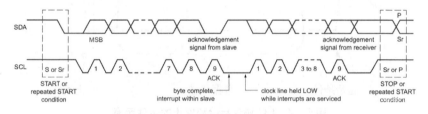

图 5-10 I²C 传输数据协议示意

（3）响应和非响应。

每个字节传输必须带响应位，相关的响应时钟也由主机产生，在响应的时钟脉冲期间（第 9 个时钟周期），发送端释放 SDA 线，接收端把 SDA 拉低，响应成功，表示成功接受该帧数据。

在 SCL 第 9 位时钟高电平信号期间，SDA 仍然保持高电平，这种情况定义为 NACK 非响应位。这种情况下，主机可以直接产生终止条件终止以后的传输或者接收机没有发送机响应的地址，以下情况会导致出现 NACK 位：

- 接收端没有任何 ACK 发送给发送机。
- 接收机正在忙碌处理实时程序导致无法接收或者发送。

- 传输过程中，接收机识别不了发送机的数据或命令。
- 接收机无法接收。
- 主机接收完成读取数据后，要发送 NACK 结束，告知从机开始一个新的传输。

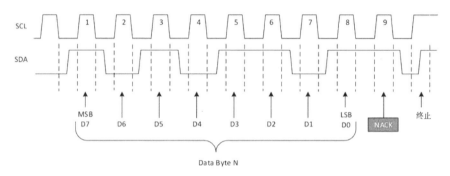

图 5-11　发生 NACK 非响应位时，主机发送 NACK 位后产生终止条件

实际使用时，我们可能并不需要深刻理解 I^2C 的通信协议，因为可能有已经写好的驱动或者库函数供我们使用——这取决于我们的开发工具。如果使用 Arduino 来驱动液晶屏，就不必从学习协议开始。但是，学习和了解 I^2C 协议，对于我们理解电路原理有很大的帮助，尤其是理解线路连接和程序逻辑之间的关系，这样可以方便我们读懂样例程序并进行修改。

5.1.3　电子 pH 计的参考程序

```
#include <SoftwareSerial.h>
#include <U8g2lib.h>
#include <FlexiTimer2.h>        // 定时器2
#include <Adafruit_NeoPixel.h>

#define LED_PIN    6
#define LED_COUNT 16
#define INTERVAL  1000
```

```cpp
SoftwareSerial ph_serial(10, 11); // RX, TX
U8G2_SSD1306_128X64_NONAME_F_SW_I²C u8g2(U8G2_R0,
SCL, SDA, U8X8_PIN_NONE);
Adafruit_NeoPixel strip(LED_COUNT, LED_PIN, NEO_GRB +
NEO_KHZ800);

StringphRxBuffer = "";
int ph_level[14][3] = {
  {139, 0, 0}, // 1.0
  {255, 48, 48}, // 2.0
  {255, 99, 71}, // 3.0
  {255, 127, 0}, // 4.0
  {255, 165, 0}, // 5.0
  {205, 133, 0}, // 6.0
  {139, 139, 0}, // 7.0
  {84, 139, 84}, // 8.0
  {74, 112, 139}, // 9.0
  {122, 122, 122}, // 10.0
  {122, 55, 139}, // 11.0
  {72, 61, 139}, // 12.0
  {139, 34, 139}, // 13.0
  {75, 0, 130} // 14.0
};

int tvalue = 0; // 温度
float pvalue = 0.0f; // pH

void setup() {
  // PH 串口模块初始化
```

```
ph_serial.begin(9600);

// 显示相关:初始化,显示不变的部分
u8g2.begin();
u8g2.enableUTF8Print();
u8g2.firstPage();
u8g2.drawFrame(0, 0, 128, 64);
// u8g2.setFont(u8g2_font_unifont_t_chinese1);
u8g2.setCursor(30, 38);
u8g2.print("C");
u8g2.setCursor(20, 60);

// 彩灯
strip.begin();          // INITIALIZE NeoPixel strip object (REQUIRED)
strip.show();           // Turn OFF all pixels ASAP
strip.setBrightness(50); // Set BRIGHTNESS to about 1/5 (max = 255)

// 定时器
FlexiTimer2::set(INTERVAL, flash_data); // 定时器中断设置函数,每{INTERVAL}ms 进入一次中断
FlexiTimer2::start();        // 开始计时
}

void loop() {
  phRxBuffer = "";
  while (ph_serial.available() > 0) {
    phRxBuffer += char(ph_serial.read());
    delayMicroseconds(5000);
```

```
    }
    if (phRxBuffer.length() > 0) {
        tvalue = ((byte)phRxBuffer[3] * 256 + (byte)phRx-
Buffer[4]) /10.0;
        pvalue = ((byte)phRxBuffer[5] * 256 + (byte)phRx-
Buffer[6]) /10.0;
        if (pvalue = =14.0)
          pvalue = -1.00;
    }
  }


void flash_data() {
    if(tvalue < 50 && tvalue > -10 && pvalue < 14 && pval-
ue > 0)
      {
    // 刷新显示数据
    u8g2.firstPage();
    do {
    u8g2.setFont(u8g2_font_9x18_tr);
    u8g2.setCursor(70, 55);
    u8g2.print("T = ");
    u8g2.setCursor(90, 55);
    u8g2.print(tvalue);
    u8g2.setCursor(5, 55);
    u8g2.print("YourName");
    u8g2.setCursor(5, 30);
    u8g2.print("PH = ");
    u8g2.setFont(u8g2_font_timB24_tr);
    u8g2.setCursor(53, 30);
    u8g2.print(pvalue);
```

```
      } while( u8g2.nextPage() );
      // 彩灯
      int ph_index =(byte)pvalue % 14;
   colorWipe(strip.Color(ph_level[ph_index][0], ph_
level[ph_index][1], ph_level[ph_index][2]),50);
    }
  }


voidcolorWipe(uint32_t color, int wait) {
    for (int i =0; i < strip.numPixels(); i ++) {
      strip.setPixelColor(i, color);
      strip.show();
      delay(wait);
    }
  }
```

5.1.4 电子 pH 计的外观制作

给 pH 计设计一个漂亮的外壳，完成效果如图 5 - 12 所示。

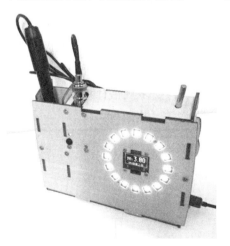

图 5 - 12 电子 pH 计完成效果

如图 5 - 13 所示的零件，如果我们计算得非常精确，我们可以直接绘制平面图然后联系网上的商家用激光切割的方式加工出来。当然，我们也可以用 Solid Works 绘制出所有的零件图，然后进行装配，检查设计的合理性后再导出激光切割机可以使用的文件（如 dwg、dxf 文件）。总之，我们只要能够绘制出零件，确认零件的尺寸无误，就能够找到网上的商家进行加工。为了进行练习，请各位读者根据实际需要测量尺寸并绘制零件。

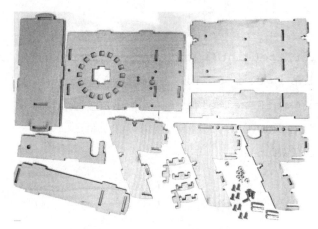

图 5 - 13　电子 pH 计零件

5.1.4.1　材料和工具清单

电子 pH 计的的材料包括 Arduino 板 ×1、USB 线 ×1、PH 串口模块 + 电极、PH 计标准液、去离子水、PH 试纸、PH 电极补充液、DWS2812LED 灯板、0.96 寸 OLED 显示屏 I2C 接口、迷你面包板 ×1、3 M3 多规格螺丝螺母、外壳各部分零件（15 件）、多规格杜邦线、连接线材。（图 5 - 14），主要工具为十字螺丝刀、电烙铁，热熔枪。

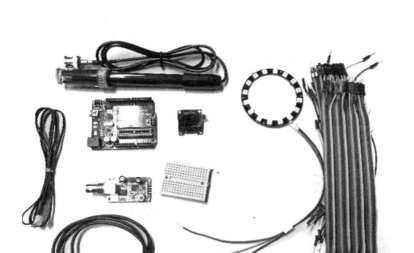

图5-14　电子pH计电子线路部分的零件

5.1.4.2　外壳零件的配合及电路板的安置

（1）底板和侧板、隔板的配合，此部分主要用于安放pH传感器（图5-15）。

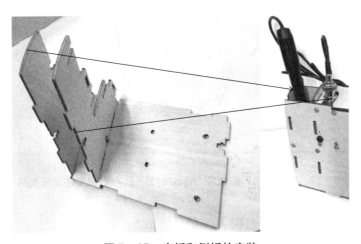

图5-15　底板和侧板的安装

（2）Arduino 主板与底板、侧板的配合。如图 5 – 16 所示，Arduino 主板通过螺丝和螺母固定安装在底板上（注意用垫片保护主板）。主板的电源接口与侧板留出的孔对齐。主板和 mini 面包板一起放在底板上。面包板不需要螺母固定，直接摆放即可。

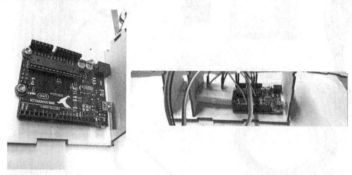

图 5 – 16　将 Arduino 主板安装在底板上

（3）正面面板与 pH 串口模块及 DWS2812LED 灯板的配合（图 5 – 17）。

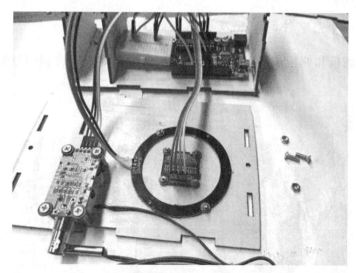

图 5 – 17　将 pH 串口模块及 DWS2812LED 灯板安装在正面面板

（4）背面面板的安装与配合关系。如图 5 – 18 所示，背面的面板安装后要用锁扣"扣"起来，起到固定的作用。

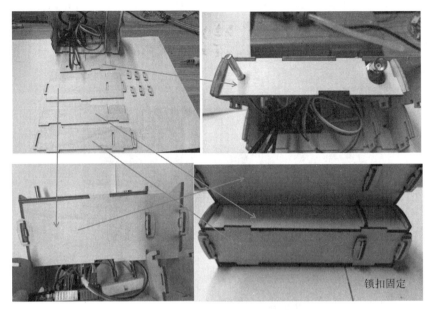

图 5 - 18　背面和侧面面板的安装

（5）最终的样子如图 5 - 19 所示。

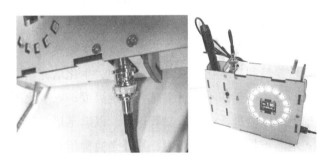

图 5 - 19　pH 计安装完成

5.2　微生物培养器

　　生物医学实验室中，很多实验都需要依赖微生物的培养。因此，微生物培养器是生物医学实验室中非常重要的仪器设备之一。培养微生物需要特定的恒温环境，为了实现这个环境，实验室中使用商用微生物培养器。商用微生物培养器（图5-20）通常价格不菲。这里我们可以 DIY 一个微生物培养器，既可以训练自己的创客技能，又可以为我们的实验室增加一个实验设备。

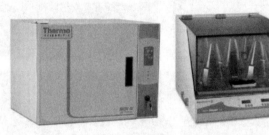

图5-20　一些商用微生物培养器（孵化器）

5.2.1　微生物培养器的基本原理

培养箱是培养微生物的主要设备，可用于细菌、细胞的培养繁殖。其原理是应用人工的方法在培养箱内营造细胞、细菌生长繁殖的环境，如控制一定的温度、湿度、气体等。

目前使用的培养箱主要分为四种，分别为直接电热式培养箱、隔水电热式培养箱、生化培养箱和二氧化碳培养箱。其中，生化培养箱同时装有电热丝加热和压缩机制冷，一年四季均可保持在恒定温度；二氧化碳培养箱是在普通培养的基础上加以改进，能加入二氧化碳，以满足培养特殊微生物所需的环境。电热式培养箱的使用比较普遍，其外壳通常用石棉板或铁皮喷漆制成。为了增强保温效果，电热式培养箱的夹层用石棉或玻璃棉等绝热材料制成，培养箱顶部设有温度计，用温度控制器自动控制，使箱内温度恒定。与直接电热式培养箱不同的是，隔水电热式箱采用电热管加热水的方式加温，而直接电热式培养箱用电热丝直接加热，利用空气对流，使箱内温度均匀。

我们的目标是 DIY 一个电热式的培养箱，为此有如下的功能需求：

（1）加热。一般来说，微生物培养器可选择的加热源有白炽灯、微波、红外加热、电阻丝加热等。这里，为了降低成本和方便控制温度，我们选用

PI 电加热膜作为热源。PI 电加热膜也称为高温电热膜，是一种三明治结构的半透明的金属柔性电热膜，绝缘层是聚酰亚胺薄膜。聚酰亚胺薄膜具有绝缘强度好、抗电强度优异、热传导效率高等特点。PI 电加热膜的发热体采用特殊的合金箔制成，电阻具有很高的稳定性，这使它能够广泛地适用于加热领域并能够获得相当高的温度控制精度。

（2）使空气对流。电热式微生物培养器需要使用空气对流的方式将热量传导到整个培养箱并使温度均匀。为此，使用一个风扇即可实现空气对流的功能。

（3）温度控制。进行加热并保持恒温，是直接加热式微生物培养器的基本功能。为了实现这个功能，首先需要能够探测到温度的高低，然后控制程序控制温度。

要实现恒温，必须使用优秀的温度控制算法。在自动控制领域，PID 算法可谓大名鼎鼎。PID 控制，即按偏差的比例（P）、积分（I）和微分（D）进行控制（图 5 −21）。

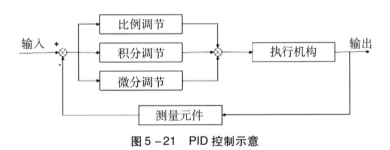

图 5 −21　PID 控制示意

在图 5 −21 中，执行机构即被控制的系统，我们期待这个系统有一个稳定的输出值，这个值就是控制的目标。控制系统每次得到测量元件的反馈，就会根据与控制目标之间的偏差（err）对系统进行一定的调节。这里的调节即比例调节（P）、积分调节（I）及微分调节（D）。这三种调节对系统输出的影响是不同的。其中，比例调节对整个系统的输出按比例增加或减少（倍乘关系），微分和积分调节经过比例调节的倍乘关系后叠加到系统输出中。所以，最终输出与期待输出之间的差异表示为

$$u(t) = kp\left[err(t) + \frac{1}{T_1}\int err(t)\,\mathrm{d}t + \frac{T_D\,\mathrm{d}err(t)}{\mathrm{d}t}\right]$$

上式即 PID 控制的基本原理。下面，我们以温度控制为例，简单介绍 PID 控制起作用的过程。

首先来看比例调节（P）。由 PID 控制的含义可知，比例调节实际上是对系统输出与期望值之间的差异进行一个带有比例系数的调整。如果没有积分调节和微分调节，仅仅进行比例调节，那么系统输出与 kp 参数成正比：

$$u(t) = kp \cdot err(t)$$

这里，我们每过一个固定的时间就对系统调整一次，因此 t 可以看作是第 t 次调整系统输出。假设我们温度控制的目标是 25 ℃，系统的初始温度是 15 ℃，那么这个 10 ℃ 的偏差即初始的偏差，$err = 10$ ℃。此时对系统温度进行加温控制，向系统中增加一定的热量，以增加系统的温度。假设 $kp = 0.5$，那么，当 $err = 10$ 时，理想的增加温度是增加 10 ℃ × 0.5 = 5 ℃，调整后温度为 20 ℃，$err = 5$；第二次调整增加的温度的理想值是 5 ℃ × 0.5 = 2.5 ℃，调整后 $err = 2.5$ ℃……如此循环往复下去，温度最终会无限接近于 25 ℃。这是一种非常理想的情况。事实上，真实的系统会有很多的限制，例如，有可能无法准确地增加 5 ℃，总是可能会增加得太多或者太少；系统会有热量的外泄，造成温度的损失，从而会让偏差改变；热源如果一次性增加很大的热量输出，在一定时间内不会冷却，造成未来一段时间内温度上升偏大；加热后，温度是慢慢上升，而不是马上就能上升到期待的程度……这些难以预料的偏差，都会受比例调整影响和被其改变，最终造成系统控制产生一个无法消除的误差，这个误差称为"稳态误差"。

举一个例子：假设某系统在加热到 10 ℃ 以上后，会由于热量外泄而在每次调整周期内下降 1 ℃。我们设定的 kp 仍然是 0.5，不考虑积分和微分调整，假设系统能精确地被控制温度上升，但做不到一次性调整到目标值。我们的目标是恒温在 25 ℃，当系统温度上升到 15 ℃ 的时候开始进行比例调整：第 1 次调整，$err = 10$ ℃，比例调整上升 5 ℃，但系统因热量外泄下降 1 ℃，因此调整后 $err = 6$ ℃；第 2 次调整，比例调整上升 3 ℃，但系统因热量外泄下降 1 ℃，调整后 $err = 4$ ℃；第 3 次调整，比例调整上升 2 ℃，但系统因热量外泄下降 1 ℃，调整后 $err = 3$ ℃；第 4 次调整，比例调整上升 1.5 ℃，但系统因热量外泄下降 1 ℃，调整后 $err = 2.5$ ℃……以此类推，最终按照 $kp = 0.5$ 的比例调整，系统最终会趋近于 23 ℃，此时 $err = 2$，每次比例调整上升 1 ℃，同时系统热量外泄下降 1 ℃，因此 *err* 无法发生改变。从这个例子可以看到，仅使用比例调整，在实践中是无法得到理想的控制效果的。

对于上面的例子，我们给出的条件都是理论上的，系统的温度损失不会是简单的每次调整固定下降 1 ℃的情形，实际的情况也比上例所说的"热量外泄"的情形复杂得多，系统仅依靠比例调整最终造成的现象也不是简单的存在"稳态误差"——*kp* 的加大会引起系统的不稳定，容易产生振荡，使调节时间延长。相反，若 *kp* 太小会使系统动作缓慢，灵敏度降低。

实际情况是，如果我们的电热器的控制器的控制范围是 10 ℃，预定控制的值为 25 ℃，那么在系统到达 15 ℃之前会按照 100% 的功率输出，在 20 ℃的时候可能会按照 50% 的功率输出，在 23 ℃的时候可能会按照 10% 的功率输出，在 25 ℃的时候可能会按照 1% 或者接近 0 功率输出。由于系统的复杂性，对于输出功率的无法预测，因此控制必须在动态过程中进行不断的调整，有时候需要处理过去的调整中累积的误差，有时候则需要预测，这就需要引入积分调整（I）和微分调整（D）。

积分调整（I）用来控制过去的误差。误差值是过去一段时间的误差和，然后乘以一个负常数，再和预定值相加。I 从过去的平均误差值找到系统输出结果和预定值的平均误差。一个简单的比例系统会存在稳态误差，如果加上一个负的平均误差比例值，那么系统的误差总会减小。所以，P + I 控制系统最终一定会稳定下来，但这个稳定下来的时间可能会比较长。

微分调整（D）用来预测和控制将来的误差。计算误差的一阶导数，并和一个负常数相乘，最后和预定值相加。这个导数的控制会对系统的改变做出反应。导数的结果越大，那么控制系统就对输出结果做出更快的反应。D 参数对于减少控制的短期改变很有效。一些实际中速度缓慢的系统可以不需要 D 参数，如果 D 参数挑选不当，控制系统反而会发生反复振荡，这将导致系统永远无法达到预设值。

总之，PID 控制是综合了三种控制基本原理的控制算法。

比例控制（P）：控制器的输出与输入误差信号成比例关系。若只有比例控制，则系统输出存在稳态误差。

积分控制（I）：控制器的输出与输入信号的积分成正比。积分项可以消除稳态误差。P + I 可以让系统编程无稳态误差。

微分控制（D）：控制器的输出与输入信号的微分成正比。微分项可以避免超调现象。对于有较大惯性或者滞后的被控对象，P + D 可以改善系统在调节过程中的动态特性。

在理想的 PID 控制下达到恒温的过程如图 5 - 22 所示。

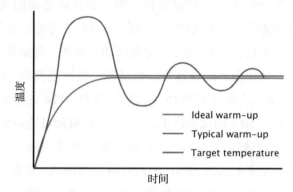

图 5 - 22　理想的 PID 控制下达到恒温的过程

在实际应用中，我们可以单独使用 P、I、D 控制中的一种，也可以组合使用各种控制方法。对于微生物培养而言，由于系统温度变化较慢，且对恒温的要求不高，我们可以单独使用 P 控制，但系统温度会在目标温度附近有轻微的"震荡"。若要达到更好的控温效果，则需要使用 PID 控制。

5.2.2　微生物培养器的电路原理

（1）温度传感器：10 kΩ 温敏电阻。

温敏电阻对温度很敏感，不同温度下，电阻的阻值不同。将 10 kΩ 温敏电阻与一个 10 kΩ 电阻串联，以 10 kΩ 固定电阻两端的电压作为温度的指示参数。温敏电阻的变化量与温度变化呈线性关系，因此，温度变化时，在固定电阻两端的分压值也会呈现出线性变化。只要测定两个标准值，即可确定固定电阻分压值与环境温度之间的关系，这样，测量温度的模块就完成了（图 5 - 23）。

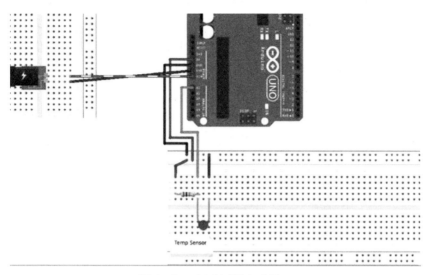

图 5 –23　温度测量电路原理

（2）空气对流——风扇的驱动。

风扇由直流电机控制，直流电机的驱动电路基于 MOSFET。MOSFET 又称为场效应管（图 5 –24），在这里当成一个开关器件来使用。

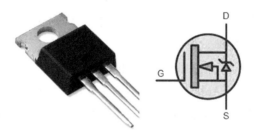

图 5 –24　大功率场效应管

MOSFET 的门极（G 极，gate），顾名思义就是导通 MOSFET 的电压，起到一个开关 MOSFET 的作用。当 V_{GS} 的电压在某一范围（典型的是 2 ～ 5 V），$V_{DS} \approx 0$，也就是 MOSFET 导通了。因此，我们只需要通过控制 V_{GS} 的电压，就可以开关 MOSFET，这样就起到了电子开关的作用。当我们单纯地控制电机的开或者关时，可以使用 MOSFET。

MOSFET 的驱动负载应该接在漏极（D），如图 5 - 25 所示。在图 5 - 25 中的左方电路中，G 极电势为 4 V，而 S 极接地，即电势为 0 V，因此 V_{GS} = 4 V，即 MOSFET 导通，从图中也可以看到 V_{DS} = 0.075 V，近似为 0。而图 5 - 25 中右方接负载的电路是无法带动负载的（也就是无法导通 MOSFET）。它的原因如下：如果 MOSFET 导通，那么 $V_s \approx V_d$ = 24 V，此时 $V_{GS} = V_g - V_s$ = - 20 V，这是不会导通这个 MOSFET 的。如果 MOSFET 截止，那么 $I_{ds} \approx$ 0，这时又 V_s = 0，MOSFET 又导通了，一导通后又像上面所说的过程，会截止。

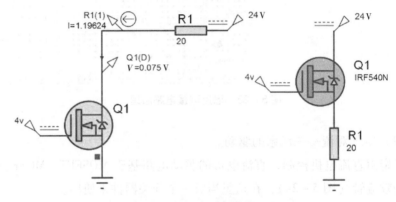

图 5 - 25　MOSFET 负载接入方法

如图 5 - 26 所示，直流电机作为负载接在 MOSFET 的漏极 D，用 12 V 直流电源驱动。S 极接地。电机和一个二极管（逆向）并联，二极管起到保护 MOSFET 的作用，防止电机断电产生的瞬间高压击穿驱动电路。S 极直接接地，门极（G）接到 Arduino 主板的控制端口。MOSFET 的门极电压达到导通电压时，MOSFET 就会被导通。因此控制端口提供 PWM 信号时，就可以按照 PWM 控制信号的占空比控制 MOSFET 的导通和关闭，在 D 端形成一样占空比的 PWM 控制效果。因此，这个电路不仅可以控制电机的开和关，而且可以实现电机调速，但不能控制电机倒转。

（3）热源的控制。热源的导通和关闭的控制原理与电机的控制一样，用一只 MOSFET 就可以实现。

（4）人机交互。用一只 I^2C 接口的 1602 液晶屏作为显示设备。两只按钮作为输入，当左边的按钮按下，设定温度减少；右边的按钮按下，设定温度增加。

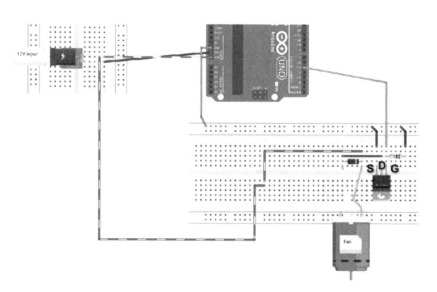

图 5 - 26　MOSFET 控制直流电机面包板接线

完整的电路原理图如图 5 - 27、图 5 - 28 所示。

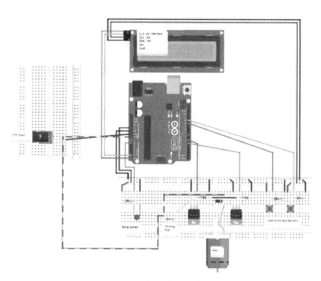

图 5 - 27　微生物培养器电路控制原理

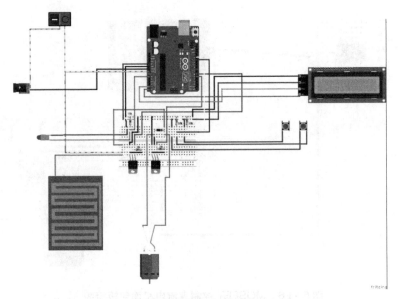

图 5 - 28　微生物培养器参考电路

5.2.3　微生物培养器的参考程序

温度控制方面，我们采用最简单的 P 控制来控制温度。当温度传感器测定温度高于设定温度时，关闭加热源；当温度传感器测定温度低于设定温度时，开启加热源。

人机交互方面，当左按键按下的时候，降低设定温度；当右按键按下的时候，升高设定温度。当有按钮按下时，液晶显示屏显示目标温度。

参考代码如下：

```
#include <math.h>
#include <Wire.h>
#include "LiquidCrystal_I²C.h"
#include "OneWire.h"

LiquidCrystal_I²C lcd(0x27, 16, 2);

#definefanPin 5 // 风扇
```

```
#definemosfetPin 6    // 加热膜
#definebuttonPin1 11  // 降温按键
#definebuttonPin2 12  // 加热按键
#defineledPin 13

int targetTemp =18 ;   // 默认目标温度
int button1State =0 ;   // 降温按键的状态
int button2State =0 ;   // 加热按键状态
int val ;                // Create an integer variable
double temp ;                // 当前温度

long switch_time =2000 ; // switch mosfet on or off once
every 3 seconds
long begin_switch_time =0 ;
long temp_time =2000 ; // 温度读取间隔
long begin_temp_time =0 ;

int DS18S20_Pin =10 ; // DS18S20 Signal pin on digital 10
OneWire ds(DS18S20_Pin) ; // on digital pin 10

// 热敏温度
int analogTempPin =A0 ;

void setup() {
  Serial.begin(115200);

  // 初始化引脚
  pinMode(fanPin, OUTPUT);
  pinMode(ledPin, OUTPUT);
  pinMode(buttonPin1, INPUT);
```

```
  pinMode(buttonPin2, INPUT);
  pinMode(mosfetPin, OUTPUT);

  begin_switch_time = millis();

  Wire.begin();

  lcd.init();  // 初始化 LCD
  lcd.backlight();  // 开启背光
  lcd.clear();  // 清屏
  lcd.setCursor(0, 0);
  lcd.print(F("SMU Academy"));
  lcd.setCursor(0, 1);
  lcd.print(F("Incubator test"));
  delay(1000);
  lcd.clear();

  // 开启风扇
  digitalWrite(fanPin, HIGH);
}


doubleThermister(int RawADC) {  // 温度转换
  double Temp;
  Temp = log(((10240000 / RawADC) - 10000));
    Temp = 1 / (0.001129148 + (0.000234125 +
(0.0000000876741 * Temp * Temp)) * Temp);
  Temp = Temp - 273.15;
  // Temp = (Temp * 9.0) / 5.0 + 32.0;
  return Temp;
}
```

```
voidloop() {
  if ((millis() -begin_temp_time) > temp_time) {
    val = analogRead(analogTempPin);
    temp = Thermister(val);
    Serial.println(temp);
    begin_temp_time = millis();
  }

  if ((millis() -begin_switch_time) > switch_time) {
    if (temp <targetTemp) {
      digitalWrite(mosfetPin, HIGH);
      begin_switch_time = millis();
    } else {
      digitalWrite(mosfetPin, LOW);
      begin_switch_time = millis();
    }
  }

  button1State = digitalRead(buttonPin1);
  button2State = digitalRead(buttonPin2);

  if (button1State = = HIGH) {
    digitalWrite(ledPin, HIGH);
    + +targetTemp;
    if (targetTemp > 50) targetTemp = 50;
    delay(500);
  } else if (button2State = = HIGH) {
    digitalWrite(ledPin, HIGH);
    - -targetTemp;
```

```
      if (targetTemp < 0) targetTemp = 0;
      delay(500);
    } else {
      digitalWrite(ledPin, LOW);
    }
    button1State = 0;
    button2State = 0;
    Serial.print(F("Temp: "));

    Serial.print(temp);
    Serial.print(F(" Target temp: "));
    Serial.println(targetTemp);
  displayTemps(constrain(temp, 0, 99), constrain(tar-
getTemp, 0, 99));
  }


  voiddisplayTemps(int tempToDisplay, int targetToDis-
play) {
    lcd.setCursor(0, 0);
    lcd.print(F("Temp "));
    lcd.setCursor(5, 0);
    lcd.print(tempToDisplay);
    lcd.print(F(" C"));
    lcd.setCursor(0, 1);
    lcd.print(F("Target "));
    lcd.setCursor(7, 1);
    lcd.print(targetToDisplay);
    lcd.print(F(" C"));
  }
```

```
floatgetTemp() {
  bytedata[12];
  byteaddr[8];

  if(! ds.search(addr)) {
    ds.reset_search();
    return -1000;
  }

  if(OneWire::crc8(addr, 7) ! = addr[7]) {
    Serial.println("CRC is not valid!");
    return -1000;
  }
  if(addr[0] ! = 0x10 && addr[0] ! = 0x28) {
    Serial.print("Device is not recognized");
    return -1000;
  }

  ds.reset();
  ds.select(addr);
  ds.write(0x44, 1); // start conversion, with parasite
power on at the end

  byte present = ds.reset();
  ds.select(addr);
  ds.write(0xBE); // Read Scratchpad

  for (int i = 0; i < 9; i + +){ // we need 9 bytes
    data[i] = ds.read();
  }
```

```
ds.reset_search();

byte MSB = data[1];
byte LSB = data[0];

floattempRead = ((MSB < < 8) |LSB); // using two's com-
pliment
floatTemperatureSum = tempRead /16;

returnTemperatureSum;
}
```

5.2.4   微生物培养器的外观制作

DIY微生物培养器需要能够放置一个直径为9cm的培养皿。由于使用的加热箔功率并不是太大，为了提高加热的效率，培养器的空间不宜太大。按照流程，我们仍然需要先绘制零件图，然后在软件中装配并检验零件尺寸的合理性。

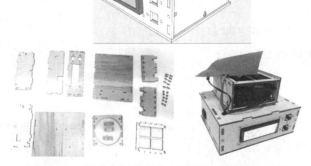

图5-29   微生物培养器外壳零件和完成后的效果

零件绘制完成后，我们可以自行用 3D 打印制作外壳零件，或者导出 dwg 或 dxf 文件后交由淘宝店家用板材进行激光切割制作。

5.2.4.1　材料和工具清单

微生物培养器材料和工具清单包括 12 V 风扇 ×1、船型开关 ×1、防水热敏电阻 ×1、10 kΩ 电阻 ×5、I^2C 液晶转接板、大功率 MOS 管 ×2、二极管 ×1、加热箔 ×1、按键 ×2、12 V、4A 电源 ×1、电源插孔 ×1、面包板 ×1、Arduino 板 ×1、USB 线 ×1、M3 * 8 螺丝 ×16、M3 * 10 螺丝 ×6、M3 螺母 ×22、外壳零件 1 套、多规格杜邦线。（图 5 – 30）主要工具为十字螺丝刀、电烙铁，热熔枪。

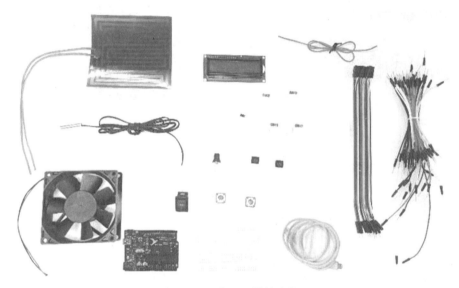

图 5 – 30　电子元器件实物

5.2.4.2　零件的配合及电子元件的安置

（1）开关和电源的安装（图 5 – 31）。

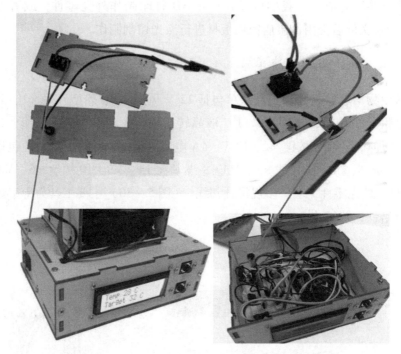

图 5 – 31　微生物培养器电子元件和开关的安装

（2）液晶屏和两只按键的安装（图 5 – 32）。

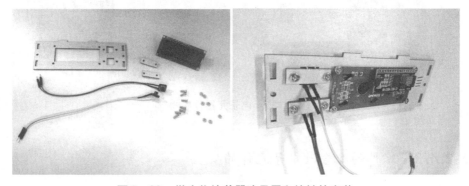

图 5 – 32　微生物培养器液晶屏和按键的安装

（3）风扇的安装。风扇的作用避免热源对培养皿局部加热。如果没有空气对流，加热箔容易局部过热，不利于微生物的培养。因此开启风扇，通过空气的对流带走局部过多的热量。风扇需要一个外壳，外壳上面支撑培养皿。就像风扇给 CPU 直接散热一样，通过空气对流，把集中于加热箔上的热量传递到更加广泛的空间。

图 5 - 33 显示了风扇外壳零件的配合关系。

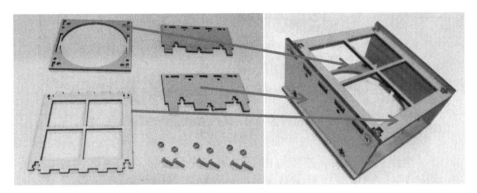

图 5 - 33　风扇外壳的安装

风扇的外壳需要安装到微生物培养器的上顶板上（图 5 - 34）。

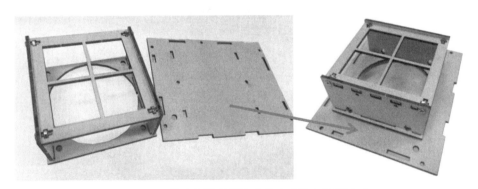

图 5 - 34　微生物培养器风扇外壳安装在顶板上方

风扇安装在风扇外壳里，加热源及温度传感器的线要通过上顶板的小孔，连接到下方的主板上。温度传感器贴在加热箔上，以便感应其温度（图 5 - 35）。

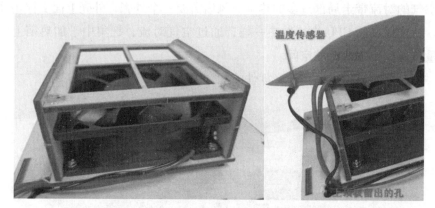

图 5 –35　微生物培养器风扇、加热箔和温度传感器的安装

（5）电路板的安装。连接好的电路板，安装在机器的主体部分。外壳的其他部分按照顺序组装起来即可。在设计的时候，注意在外壳拼合的部分留一些用 M3 螺丝螺母固定的"缺口"，使拼接的结构更加牢固（图 5 – 36）。

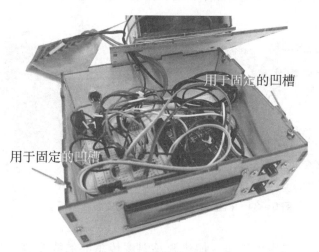

图 5 –36　微生物培养器电路板的固定和外壳的安装

完成以后的效果如图 5 - 37 所示。

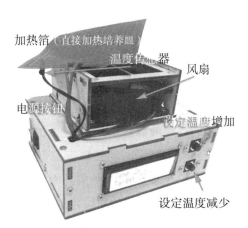

加热箔(直接加热培养皿)
温度传感器
风扇
电源按钮
设定温度增加
设定温度减少

图 5 - 37　微生物培养器成品

5.3　DIY 离心机

离心机是利用离心现象，分离液体与固体颗粒或液体与液体的混合物中各组分的机械，大量应用于化工、石油、食品、制药、选矿、煤炭、水处理和船舶等部门。我们平时洗完衣物以后进行脱水，其实就是利用离心机的原理将衣物中的水分分离出来。

医用离心机广泛应用于生物学、临床医学、检验医学、生物化学等实验室中。离心处理是样本检测前重要的处理步骤，离心机的优劣能够直接影响到检验结果。离心机的转速的控制，直接影响到离心机的精度。

根据转速的不同，医用离心机可以分为以下三大类：

（1）普通离心机：最大转速 6000 r/min，通常不带冷冻系统，用于收集易沉降的大颗粒物质，如红细胞、酵母细胞等。

（2）高速离心机：最大转速为 25000 r/min，一般都有制冷系统，通常用于微生物菌体、细胞碎片、大细胞器、免疫沉淀物等的分离纯化工作。

（3）超速离心机：转速可达 50000 ~ 80000 r/min，设有冷冻系统、真空系统和安全保护系统。应用于核酸、蛋白及病毒测定与分析等。

离心机的转速越高，技术难度越高。这里我们 DIY 制作的是普通的低速离心机。

5.3.1　离心机的基本原理

分离悬浊液或者乳浊液中的微粒，我们可以借助重力沉降和离心沉降。

当液体中的颗粒比较大时，我们可以利用重力沉降进行分离。重力沉降的原理是当含有细小颗粒的悬浮液静置不动时，重力场的作用使悬浮的颗粒逐渐下沉。此外，物质在介质中沉降时还伴随有扩散现象（布朗运动）。扩散与物质的质量成反比，颗粒越小扩散越严重。而沉降与物体重量成正比，颗粒越大沉降越快。所以，颗粒越大的物质可以通过重力沉降得以分离。

微粒在重力场下沉降的速度与微粒的大小、形态和密度有关，并且又与重力场的强度及液体的黏度有关。对小于几微米的微粒，如病毒或蛋白质等，它们在溶液中成胶体或半胶体状态，仅仅利用重力是不可能观察到沉降过程的。这时候，就必须通过离心沉降才能分离，所以需要利用离心机。

当流体带着颗粒旋转时，若颗粒的密度大于流体的密度，则惯性离心力将会使颗粒在径向上与液体发生相对运动而飞离中心；与颗粒在重力场中受到三个力相似，惯性离心力场中颗粒在径向上也受到三个力的作用（图5 - 38）。

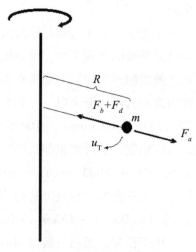

图 5 - 38　圆周运动示意

惯性离心力，其方向为径向朝外，大小为：

$$F_a = \frac{\pi}{6}d^3\rho_s\frac{u_T^2}{R}$$

向心力与重力场中的浮力相当，其方向为沿半径指向旋转中心，大小为：

$$F_b = \frac{\pi}{6}d^3\rho\frac{u_T^2}{R}$$

阻力与颗粒的径向运动方向相反，其方向为沿半径指向旋转中心，大小为：

$$F_d = \zeta\frac{\rho u_r^2}{2}\frac{\pi d^2}{4}$$

其中，d 为微粒的直径，密度为 ρ_s，R 为微粒到旋转轴的距离，切向速度为 u_T，u_r 是微粒与流体在径向上的相对速度。当上述三个力平衡时，有

$$\frac{\pi}{6}d^3\rho_s\frac{u_T^2}{R} - \frac{\pi}{6}d^3\rho\frac{u_T^2}{R} - \zeta\frac{\rho u_r^2}{2}\frac{\pi d^2}{4} = 0$$

解得

$$u_r = \sqrt{\frac{4d(\rho_s - \rho)u_T^2}{3\rho\zeta R}}$$

其中，微粒做圆周运动的向心加速度为 u_T^2/R，这个数值可以由转速的增加而增大，很容易就能得到比重力沉降更强的效果。不难发现，在重力沉降作用不明显的时候，若使用离心沉降，在转速一定的情况下，u_r 大小与 d 的大小直接相关，这样，不同大小的颗粒就会被分离开。这就是离心机的基本原理。

5.3.2 离心机的电路原理

离心机的基本功能是能够设定转速和工作时间，按照设定值精确地调整转子转速和工作时间，同时能够实时监测和显示电机转子的实际转速。

5.3.2.1 人机交互控制部分

离心机人机交互电路原理如图 5 - 39 所示。

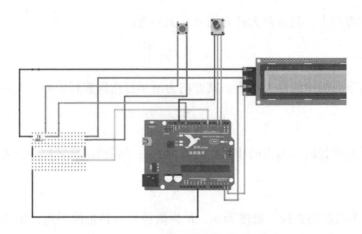

图 5 - 39　离心机人机交互电路原理示意

（1）按键开关。如图 5 - 40 所示，图中同侧的箭头所指的两个引脚是导通的，异侧的引脚是不导通的。不导通的引脚在开关的外壳上有一个深陷的"横杠"标示出来。当开关按下后，"横杠"两侧的引脚就导通。

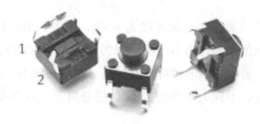

图 5 - 40　按键开关实物

利用按键开关，我们将接地端或者电源端通过串联按键开关的方式接入 Arduino 主板的输入端口，当检测到低电平/高电平时就能够判断按键是否被按下。这部分功能通过代码轮询检测的方式很容易实现。

本项目中，按键开关用于作为调节对象的选择。按下按键开关，选定液晶屏第一行或者第二行所示的参数，然后通过电位器进行调整。

（2）电位器。电位器的本质是滑动变阻器。如图 5 - 41 所示，当电位器的 1 号与 2 号脚之间接入 5 V 电压，3 号脚在 1 号、2 号脚之间滑动时，3 号脚上的分压值就会改变。将 3 号脚作为输入接入 Arduino 主板的数字引脚上，就能够读取到电压值经过模数转化后的数值（0～1023）。将读取到的0～1023之间的数值映射到需要调整的数值上，即可实现用电位器调整目标参数的功能。

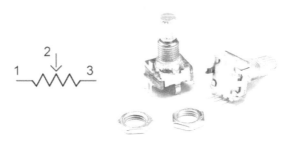

图5－41　电位器的电路符号和实物

（3）液晶显示屏。采用 I^2C 接口的1602液晶屏，将1602液晶屏用转接板转接一下即可，转接后引脚只需要4个。如图5－42所示，数字①标注的电位器用于调整对比度，数字②标注的跳线用于点亮背光。注意，如果拔掉跳线帽，背光就点不亮了。

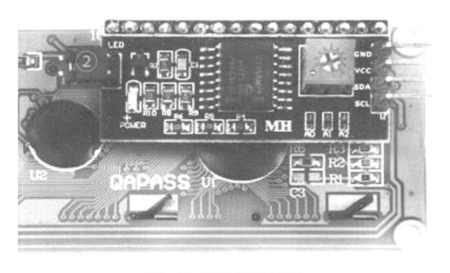

图5－41　1602液晶屏实物图

5.3.2.2　电机驱动和转速监测部分

（1）电机的驱动原理。我们常用的小型电机是直流电机（马达），直流电机可以分有刷电机和无刷电机。我们常见的直流电机大多是有刷电机。有刷电机最基本的组成部分有定子（不转动的部分，固定着的）、转子（转动的部分，通过轴把动力输出）、电刷，有刷电机的名字因此而来。如图5-43所示，有刷电机通过电刷改变转子线圈中电流的方向使转子持续转动。为了使转子受力方向一直保持顺时针（或逆时针），在甲状态和丙状态下，转子线圈中电流的方向正好需要"颠倒"一次。这个"颠倒"的操作在有刷电机中是通过电刷来实现的。这个过程通过转动和电刷被动完成，因此不需要特殊的驱动方式，只需要连接通电即可。

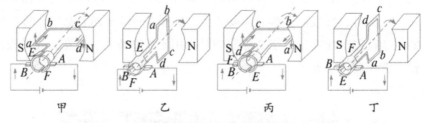

图5-43　有刷电机原理示意

无刷电机，顾名思义就是一种没有电刷的电机。没有电刷，无刷电机需要通过特殊的方式来维持转子的受力情况。无刷电机线圈部分是不转的，转的是由磁铁部分组成的转子，这个转子可以是内部的轴，也可以是外壳（图5-44）。

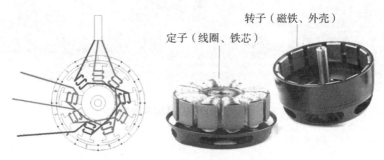

图5-44　无刷电机的定子和转子

　　无刷电机的线圈星形排列，相互交错，运转时，线圈根据转子转动的位置改变磁场的方向，使转子总是被磁场驱动，从而得到转动方向上的加速。若转子的速度过快，超过了磁场改变的频率允许的范围，则其运动受到磁场的阻碍而速度下降。所以，无刷电机虽然因为没有电刷降低了电机本身的结构，但在控制成本方面却增加了。这个控制成本的增加，相应地增加了无刷电机的控制性能，我们能够更加方便和精确地控制无刷电机达到一定的转速。下面以图 5 - 45 来说明无刷电机的驱动原理。由图 5 - 45 可以看到，转子只有南北极两个极性，而定子的磁极呈 120°星形固定，因此在任意时刻

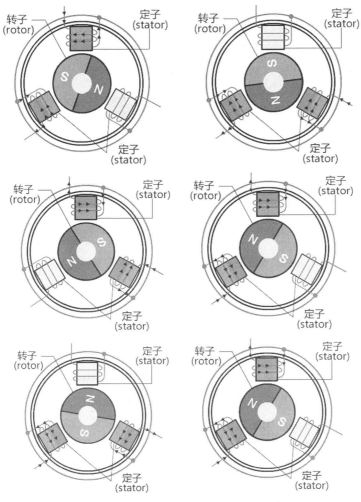

图 5 - 45　无刷点击的驱动原理示意图（6 个阶段）

总有一个转子磁极能够受到两个定子磁极的作用力。我们按照转动的位置和方向，任意时刻都给予那个能够受两个定子磁极影响的转子磁极一个推力和一个拉力，就能让转子转起来。转子转动的 6 个关键位置上，定子线圈被导通的线圈和电流的方向都要变化。磁场变化的周期与转动周期是相同的。

如果只使用一组定子线圈，那么当一个线圈磁极处于非导通状态时，这个线圈所对的定子磁极会缺乏动力。如果使用两组线圈，交错放置，就能让转子的两个磁极都时刻受到推力和拉力，增大转动力矩（图 5 -46）。

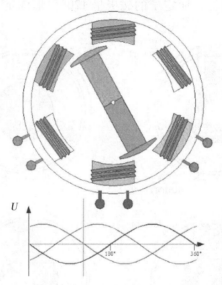

图 5 -46　2 组定子线圈的无刷电机转动控制原理示意

可以看到，无刷电机的驱动控制是比较复杂的。既然如此，为什么还要采用无刷电机呢？这是因为，在转动过快时，由于电流大，电刷和转子之间会产生电火花，从而增大了电阻，因此容易发热。这样不仅造成能量损失，而且容易损伤电刷，缩短电机的寿命甚至损坏电机。因此，有刷电机的转速不容易做得很高，那么在高转速的场景下，往往就是使用无刷电机，如航模、离心机等一般都使用无刷电机。另外，在有无尘、防爆要求的场景，有刷电机也不能胜任。

无刷电机由于驱动复杂度高，因此一般都会采用专门的器件负责这个工作，这个器件就是"电调"。"电调"的功能就是输出驱动无刷电机的三相电源，控制器通过对"电调"发送控制信号来驱动无刷电机（图5-47）。

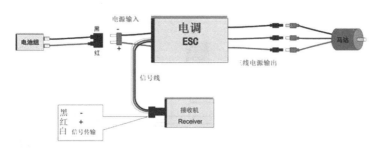

图5-47 ESC电调与无刷电机的连接

（2）电机转速的实时监测。无刷直流电机的转速与加在线圈上的信号频率有关，但驱动信号是有误差的，因此我们还应实时监测电机的转速以便提高控制精度。

红外光电传感器由红外发光管和接收管组成，可以作为循迹小车的循迹传感器，也可以用它来测电机转速。如图5-48所示，红外发光管发出红外光，当遇到障碍物时，将光反射回来，接收管接收到反射的红外光，就输出一个高电平1给处理器，没有反射光时就输出低电平0。这样，处理器就知道前面有没有障碍物。对于循迹小车，由于路线只有黑白两种颜色，白色物质吸收光线少，大部分光波被反射；黑色物质能够吸收大部分光波，利用这一点，红外光电传感器可以确定下面路线是白色还是黑色，以达到循迹的目的。另外，红外光电传感器会受到自然光的影响，所以做实验时不要在自然光强烈的地方。

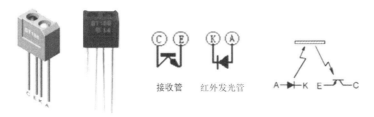

图5-48 红外光电传感器实物和电路符号

类似于循迹的原理，我们可以在白色试管架上贴一个黑色的贴纸，然后用红外光电传感器检测转动时高低电平转化的周期，从而确定转速（图5-49）。

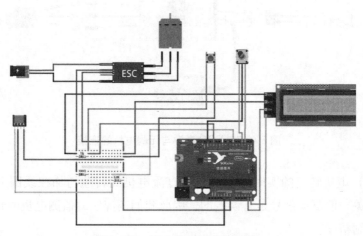

图5-49 离心机电路控制原理

5.3.3 离心机的参考程序

```
/ ******************** Libraries ****************/
#include <Wire.h > // Needed for I²C connection
#include "LiquidCrystal_I²C.h" // Needed for operating
the LCD screen
#include <Servo.h > // Needed for controlling the ESC
/ *********************************************** /


/ ******************** LCD ********************* /
// Set the LCD address to 0x27 for a 16 chars and2
line display
LiquidCrystal_I²C lcd(0x3F,16,2);
/ *********************************************** /


/ *********** Centrifuge Settings ************ /
```

```
int Settings[2] = { 0, 0}; // Power and time
/ ********************************************** /


/ ********** Machine User Interface *************** /
booleanbuttonState = 0; // Start button
int ledstate = false; // Blinking indicator LED
// set pin numbers:
const intbuttonPin = 12;    // the number of the pushbut-
ton pin
const intledPin =  13;      // the number of Arduino's on-
board LED pin
/ ********************************************** /


/ **** Set the initial state of the machine ******* /
/ * In this code we will switch operation modes, from
programming time, to programming speed, to spinning, to
stopping/slowing down
  * /
#define STATE_ TIMEPROG 1
#define STATE_ SPEEDPROG 2
#define STATE_ SPINNING 3
#define STATE_ STOP 4
byte state = STATE_ TIMEPROG;
/ ************************************** /


/ ********* Variables needed for keeping track of time **
******** /
uint32_ t lastTick = 0; // Global Clock
uint32_ t stateStartTime = 0; // Start state Clock
uint32_ t StateDt; // Time within a state
```

```
uint32_t PhaseStartTime = 0;
int LCDTime = 0;

/ * Useful Constants * /
#define SECS_PER_MIN  (60UL)
#define SECS_PER_HOUR (3600UL)
#define SECS_PER_DAY  (SECS_PER_HOUR * 24L)

/ * Useful Macros for getting elapsed time * /
#definenumberOfSeconds(_time_) (_time_ % SECS_PER_MIN)
#definenumberOfMinutes(_time_) ((_time_ / SECS_PER_MIN) % SECS_PER_MIN)
#definenumberOfHours(_time_) (( _time_ % SECS_PER_DAY) / SECS_PER_HOUR)
#defineelapsedDays(_time_) ( _time_ / SECS_PER_DAY)
/ ********************************************** /

/ ****** Motor control ****** /
Servomyservo;   // create servo object to control a servo
/ ********************************************** /

/ *********** Rotary Encoder **************** /
// these pins can not be changed 2 /3 are special interrupt pins
int encoderPin1 = 2;
int encoderPin2 = 3;

volatile intlastEncoded = 0;
volatile longencoderValue = 0;
```

```
longlastencoderValue = 0;

int lastMSB = 0;
int lastLSB = 0;
/ ************************************************ /

/ *************** RPM calculations *************** /
int CurrentRPM = 0; // Current average RPM
int ESCRPM = 0;
int PrevRPM = 0; // Previous RPM
double RPMtime = 0; // RPM time
double RPMnow = 0; // Measured RPM
double Gforce = 0; // Calculated GForce
int InfraPin = 6; // Infrared sensor pin
/ ************************************************ /

/ ** Setup, this code is only executed once *************
*** /
void setup() {
  // Update clock
  lastTick = millis();

  // Initialize I²C
  Wire.begin();

  // Open serial connection and print a message
  Serial.begin(9600);
  Serial.println(F("BioHack Academy Centrifuge"));
```

```
    // initialize the LED pin as an output:
  pinMode(ledPin, OUTPUT);
    // initialize the pushbutton pin as an input:
  pinMode(buttonPin, INPUT);

    // rotary encoder
  pinMode(encoderPin1, INPUT);
  pinMode(encoderPin2, INPUT);
  digitalWrite(encoderPin1, HIGH); // turn pullup resis-
tor on
  digitalWrite(encoderPin2, HIGH); // turn pullup resis-
tor on
    // callupdateEncoder() when any high/low changed seen
    // on interrupt 0 (pin 2), or interrupt 1 (pin 3)
  attachInterrupt(0, updateEncoder, CHANGE);
  attachInterrupt(1, updateEncoder, CHANGE);

    // attaches the ESC on pin 9 to themyservo object
  myservo.attach(9, 1000, 2000);
    // activate ESC
  myservo.write(0);

    // Initialize theLCD and print a message
  lcd.init();
  lcd.backlight();
  lcd.clear();
  lcd.setCursor(0,0);
  lcd.print(F("BioHack Academy"));
  lcd.setCursor(0,1);
  lcd.print(F("Centrifuge"));
```

```
    delay(1000);
    lcd.clear();
  }
  / ************************************************ /

  / ***** Loop, this code is constantly repeated ***********
** /
  void loop() {
    // Update clock
    uint32_t time = millis(); // current time since start
of sketch
    uint16_t dt = time - lastTick; // difference between
current and previous time
    lastTick = time;

    // Button updates
    buttonState = digitalRead(buttonPin);

    // Blink the LED, indicating that theArduino is work-
ing
    if (ledstate = = false) {
      // turn LED on:
      digitalWrite(ledPin, HIGH);
      ledstate = true;
    }
    else {
      // turn LED off:
      digitalWrite(ledPin, LOW);
      ledstate = false;
    }
```

```
  // Do machine logic
  machineUpdate(dt);

  // Reset button state
  buttonState = 0;

  // Wait 200microsconds
  delay(200);
}
/ ************************************************* /


/ * machineUpdate, this function checks in which state
the device is and executes the code that belongs to that
state * /
  voidmachineUpdate(uint16_t dt) {
  / * StateTimeProgramming is the first state in which
the user can set the time that the centrifuge has to spin * /
  if(state = = STATE_TIMEPROG) {
    // Arm the Electronic Speed Controller
    myservo.write(0);

    // Sanitize the values of the Rotary encoder, no less
than 0, no more than 51
    if(encoderValue < 0) encoderValue = 0;
    if(encoderValue > 51) encoderValue = 51;

    // Convert encoder value to seconds
    if(encoderValue < 30) Settings[1] = map(encoderVal-
ue, 0, 30, 0, 30);
```

```
    elseif(encoderValue < 36) Settings[1] = map(en-
coderValue,30,36,30,60);
    elseif(encoderValue < 40) Settings[1] = map(en-
coderValue,36,40,60,120);
    elseif(encoderValue < 48) Settings[1] = map(en-
coderValue,40,48,120,600);
    elseif(encoderValue < 52) Settings[1] = map(en-
coderValue,48,52,600,3000);
    elseSettings[1] = 0;

    // Display time setting on theLCD
    lcd.setCursor(0,0);
    lcd.print(F("Time"));
    lcd.setCursor(6,0);
    lcd.print(time(Settings[1]));

    // In case the button is pressed, continue to
next state
    if(buttonState > 0) {
      stateChange(STATE_SPEEDPROG);
      encoderValue = 0;
    }
  }

  / * STATE_SPEEDPROG is similar to STATE_TIMEPROG, but
now the user can set the speed of the centrifuge * /
  if(state == STATE_SPEEDPROG) {
    // Keep the ESC armed
    myservo.write(0);
```

```
    // Sanity check
    if(encoderValue < 0) encoderValue = 0;
    if(encoderValue > 100) encoderValue = 100;

    // Convert percentage into stepper signal, minimal
60, maximal 255
    Settings[0] = map((int) encoderValue, 1, 100, 0,
180);
    ESCRPM = map(Settings[0], 0, 100, 0, 930 * 9);
    // Display the settings on theLCD
    lcd.setCursor(0,1);
    lcd.print(F("Speed"));
    lcd.setCursor(6,1);
    lcd.print(F("    "));
    lcd.setCursor(6,1);
    lcd.print(encoderValue);
    lcd.print(F("% "));

    // Continue to next state if the button is pressed
    if(buttonState > 0) {
      stateChange(STATE_SPINNING);
      encoderValue = 0;
    }
  }

  // StateSpin is the state in which the motor is actual-
ly running
    if(state = = STATE_SPINNING) {

    // Spin the rotor at the power that was set by the us-
```

er

```
    myservo.write(Settings[0]);

    // Calculate how long this state is already lasting
    StateDt = millis() - PhaseStartTime;

    // Measure the speed of the rotor
    measureSpeed();

    // Update the LCD every second
    LCDTime += dt;
    if(LCDTime > 1000) {
      LCDTime = 0;

      // Print toLCD
      lcd.clear();
      lcd.setCursor(0,0);
      lcd.print(F("Force "));
      lcd.print(Gforce);
      lcd.print(F("g"));
      lcd.setCursor(0,1);
      lcd.print(time(Settings[1] - StateDt/1000));
      lcd.print(F(" "));
      lcd.print(ESCRPM);
    }

    // Change state after time runs out
    if(StateDt > Settings[1] * 1000) {
      stateChange(STATE_STOP);
    }
```

```
// Change state if the user presses the button
if(buttonState > 0) {
  stateChange(STATE_STOP);
}
}


// StateStop stops the rotor
if(state == STATE_STOP) {
  // Stop the rotor and return to programming mode
  myservo.write(0);

  // Print a message to theLCD
  lcd.clear();
  lcd.setCursor(0,0);
  lcd.print(F("Done! "));
  delay(1000);
  lcd.clear();

  // Go back to the first state
  stateChange(STATE_TIMEPROG);
}
}
/ ********************************************* /


/ * stateChange switches the machine logic from one
state to another * /
void stateChange(byte newstate) {
  // set new state
  state = newstate;
```

```
    // reset starting time of state
    PhaseStartTime = millis();

    // reset button
    buttonState = 0;
}
/ ************************************************ /


/ * time converts seconds tominutes:seconds format ****
******* /
    Stringtime(int val){
    // calculate number of days, hours, minutes and sec-
onds
    int days = elapsedDays(val);
    int hours = numberOfHours(val);
    int minutes = numberOfMinutes(val);
    int seconds = numberOfSeconds(val);

    string returnval = "";

    // digital clock display of current time
    returnval = printDigits ( minutes ) + ":" + printDigits
(seconds) + "   ";

    // return value
    returnreturnval;
}
/ ************************************************ /


/ ***** printDigits adds an extra 0 if the integer is be-
```

```
low 10 ****** /
    StringprintDigits(int digits){
    // utility function for digital clock display: prints
colon and leading 0
    string returnval = "";
    if(digits < 10)
      returnval + = "0";
    returnval + = digits;
    returnreturnval;

    }
    / *********************************************** /


    / *updateEncoder is the function that reacts to the ro-
tary encoder interrupts * /
    voidupdateEncoder(){
    int MSB = digitalRead(encoderPin1); // MSB = most sig-
nificant bit
    int LSB = digitalRead(encoderPin2); // LSB = least sig-
nificant bit

    int encoded = (MSB < < 1) |LSB; // converting the 2 pin
value to single number
    int sum   = (lastEncoded < < 2) |encoded; / *adding it
to the previous encoded value * /

    if(sum = = 0b1101 || sum = = 0b0100 || sum = = 0b0010 ||
sum = = 0b1011) encoderValue ——;
    if(sum = = 0b1110 || sum = = 0b0111 || sum = = 0b0001 ||
sum = = 0b1000) encoderValue + +;
```

```
    lastEncoded = encoded; // store this value for
next time
    }
    / ********************************************** /

    / * measureSpeed converts the pulses from the infrared
sensor into RPM and Gforce * /
    void measureSpeed( )
    {
    // Derived from code of Karlin Yeh
    PrevRPM = RPMnow;
    RPMtime = pulseIn( InfraPin, HIGH); // Start timing from
reading HIGH level until reading LOW level
    RPMtime + = pulseIn( InfraPin, LOW); // Start timing from
reading LOW level until reading HIGH level
    RPMtime / = 1000000;
    RPMnow = 1 / RPMtime;

    // Calculation depends on rotor diameter, assuming
2 centimeters
    Gforce = 2 * RPMnow * 3.1415;
    Gforce = pow( Gforce, 2 );
    Gforce * = 0.065;
    Gforce / = 9.8;

    // Per minute instead of seconds
    RPMnow * = 60;
    CurrentRPM = ( CurrentRPM + RPMnow + PrevRPM) / 3;
    }
```

5.3.4 离心机的外观制作（不含试管架）

离心机的试管架可以用 3D 打印的方式制作。建模的方法前面已经介绍过，请同学们根据实测尺寸设计，这里不再赘述。离心机的外壳仍然是绘制零件图后由网上店家进行激光切割。零件设计虽然在本质上是平面的，但尺寸配合方面最好还是在 Solid Works 软件中装配、检查后再确定设计图纸。外壳完成后的效果如图 5 – 50 所示。

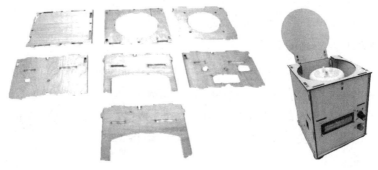

图 5 – 50　离心机外壳材料和安装成品

5.3.4.1　离心机制作材料和工具清单

离心机制作材料和工具清单包括无刷电机 ×1、ESC 电调 ×1、液晶屏转接板 ×1、轻触开关 ×1、Arduino 主板 ×1、USB 线缆 ×1、红外光电传感器 ×1、数字电位器 ×1、mini 面包板 ×1、电阻 100 kΩ ×1、电阻 6.8 kΩ×1、电阻 1 kΩ ×1、橡胶脚（垫）×4、M3 * 10 螺丝 ×12、M3 * 8 螺丝 × 21、M3 螺母 × 34、电源插孔 ×1、20 cm 公对公杜邦线 ×20、10 cm 公对公杜邦线 ×2、3D 打印离心轴、3D 打印试管架、外壳零件（套）×1。主要工具为十字螺丝刀、电烙铁，热熔枪。

5.3.4.2　离心机外壳零件的配合及电路板的安置

（1）电机和电调与木制隔板的配合关系（图 5 – 51）。

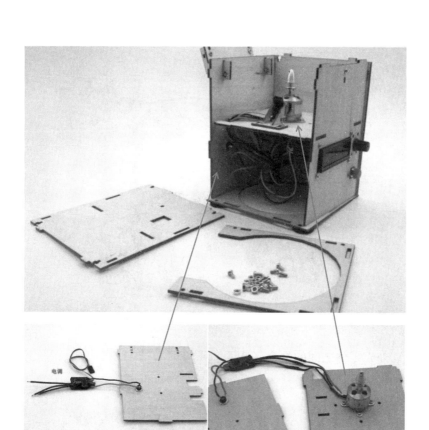

图 5 – 51　离心机电机和电调安装部位示意

（2）测速传感器（红外光电传感器）与木质隔板的配合（图 5 – 52）。

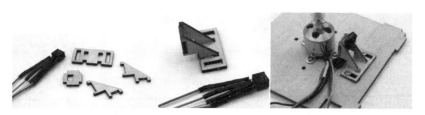

图 5 – 52　离心机测速传感器的安装位置

（3）按键、电位器、主板、mini 面包板与外壳零件的配合（图 5 – 53）。

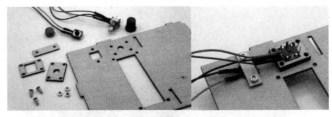

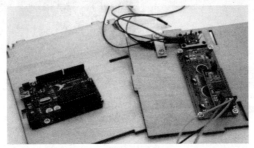

图 5 –53　离心机按键、电位器、主板、mini 面包板的安装位置

（4）外壳零件之间的配合（图 5 –54）。

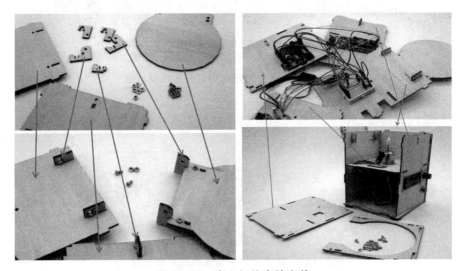

图 5 –54　离心机外壳的安装

（5）完成效果如图（图 5 – 55）。

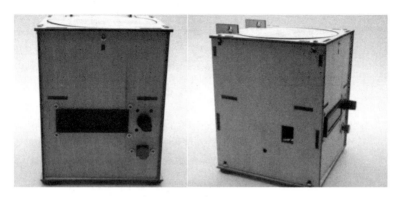

图 5 –55　离心机完成

5.4　简易无菌罩

　　无菌罩在手术、护理、制药、实验室等领域的应用非常广泛，在需要无菌无尘的环境开展工作的时候，可能就会用上无菌罩。简易无菌罩的原理比较简单，很适合用来进行入门级医学创客的练习。目前，市面上已经出现了很多适用于各种特定应用场景的无菌罩创新性应用或创新产品。例如，在气管切开换药时应用无菌罩，应用无菌罩的原理改造的单人无菌护理病床和抗疫治疗车，用于保护病人某处病灶的专用无菌罩等等。

　　本项目制作的简易无菌罩（图 5 – 56）用的是简单过滤的原理，经过测试证明有比较明显的效果。制作这个无菌罩不仅可以练手，而且可以利用前面制作的微生物培养器做实验，验证一下 DIY 实验工具的效果。

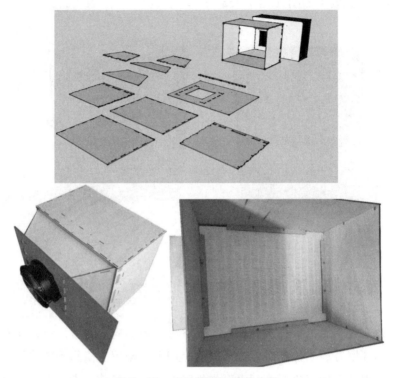

图 5 -56　DIY 简易无菌罩外观

5.4.1　简易无菌罩的基本原理

简易无菌罩的基本原理是过滤除菌。

空气中的微生物种类很多，如芽孢杆菌、变形杆菌、酵母菌、病毒等。空气除菌的方法主要有以下 4 种。

5.4.1.1　热灭菌法

空气热灭菌不需要通过蒸汽或者加热载体加热，直接通过空气压缩后的温度上升即可完成除菌。因此，空气压缩机是空气热灭菌的主要设备。

5.4.1.2 辐射灭菌法

辐射灭菌最常见的是紫外线灭菌，常常会结合甲醛蒸汽，起到更强的灭菌效果。辐射灭菌只适用于物体表面或者有限空间灭菌。

5.4.1.3 静电除菌法

利用静电吸附带电粒子的原理，吸附空气中的水雾、油雾和尘埃，同时也除去了一部分微生物。

5.4.1.4 介质过滤法

让空气通过过滤介质，借助弹性碰撞、阻截、静电、扩散等作用把微生物截留在介质中，起到除菌的效果。介质过滤不是绝对过滤，而是一种用大间隙的介质过滤层，通过惯性碰撞、阻截、布朗运动、重力沉降和静电吸引等作用让微生物滞留在介质中。

常用的过滤介质有棉花、活性炭、玻璃纤维、超细玻璃纤维等。还有一些过滤效果更好的，如玻璃纤维纸、微孔滤膜等。其中，玻璃纤维纸可以达到深层过滤的效果，而微孔滤膜的空隙已经小于细菌的直径，能够达到绝对过滤的效果。

空气过滤的效果主要与微粒的大小、过滤介质的种类和规格、介质的填充密度、过滤介质层厚度及所通过的空气流速等因素有关。进入滤层的微粒数和穿透滤层的微粒数以及滤层厚度之间遵循对数穿透定律：

$$L = \frac{1}{K}\ln\frac{N_0}{N_s}$$

其中，N_0 表示过滤前空气中的微粒含量（单位：个）；N_s 表示过滤后空气中微粒含量（单位：个）；K（单位：cm^{-1}）是过滤常数或除菌常数，与气流速度、纤维直径、介质填充密度及空气中颗粒大小、介质使用的时间等因素有关。因此，过滤器必须定期灭菌维护，才能得到好的过滤效果。

一般来说，减小过滤介质的纤维直径、增加介质填充厚度和密度都能增强过滤效果。空气流速的影响比较特殊：在空气流速很低时，过滤效率随空气流速增加而减小；达到一个临界流速后，过滤效率随气流速度增加而提高。因此，一般需要一个空气压缩设备，以提供高流速的气流。另外，提供更好的预处理流程，保持空气干燥等措施也能提高过滤效率。

5.4.2 简易无菌罩的工作原理

简易无菌罩不需要控制电路，只需要连接好一些必要的设备即可。如图 5-57 所示，除了需要安装的外壳，我们需要安装一个风扇，简单地连接一下线路即可。使用时，可以水平放置也可以垂直放置，保持空气流向工作区域。风扇要能保证最低 0.5 m/s 的空气流速，过滤介质我们采用空气净化器适配的 HEPA（high efficiency particulate air filter，HEPA）。无菌工作区的尺寸大致为 0.41 ×0.32 ×0.5。

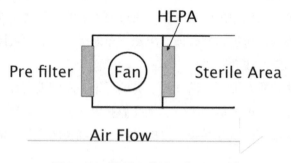

图 5-57　简易无菌罩工作原理示意

5.4.3 简易无菌罩的外壳制作

5.4.3.1 材料和工具清单

DIY 简易无菌罩制作材料和工具清单包括：HEPA 过滤罩 ×1、空气泵（风扇）×1、可调电源 ×1、过滤棉 ×1、M3 * 16 螺丝 ×5、M3 * 8 螺丝 ×22、M3 螺丝 ×27、外壳零件（套）×1。主要工具为十字螺丝刀、电烙铁，热熔枪。

5.4.3.2　零件的配合与器件安置

（1）风扇的安装（图 5 – 58）。

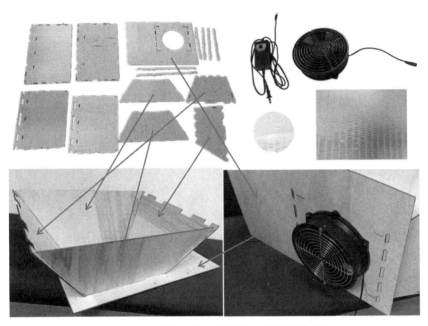

图 5 – 58　DIY 简易无菌罩外壳和风扇的安装

（2）安装过滤介质（空气净化器过滤芯）如图 5 – 59 所示，先将无菌工作区零件外壳装配好，然后安装过滤介质的夹层零件。将过滤层安置完毕后，再用长条形卡扣固定。另外，风扇的空气进入端也需要用过滤棉封装，起预处理的作用。

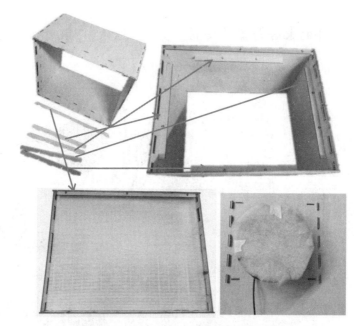

图 5-59　DIY 简易无菌罩过滤介质的安装

（3）拼合。将风扇部分拼合到过滤介质后部，完成无菌罩的拼合（图5-60）。

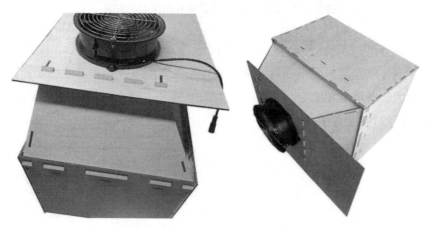

图 5-60　DIY 简易无菌罩的拼合

5.5 DIY 热循环仪（PCR）

聚合酶链式反应（polymerase chain reaction，PCR）是一种体外核酸扩增技术。该技术能在短时间内将极微量的目标基因或某 DNA 片段扩增至十万乃至百万倍，用于从极微的标本中扩增出足量的 DNA 供分析研究和检测鉴定。

PCR 于 20 世纪 80 年代被发明出来，并被认为是基因克隆的完美补充，在分子生物学发展上发挥了关键作用。相对于基因克隆的方法，PCR 能够把困难的实验变得相对简单。它拓宽了 DNA 分析的研究范围，使分子生物学在传统的应用领域之外找到了新的位置，目前已经被广泛应用于医学、农学、生物工程学、分子生态学、生物分子考古学、DNA 法医学等领域。

PCR 实验需要使用一种名为热循环仪或者 PCR 仪的设备（图 5-61）。这种设备一度价格昂贵，但这种设备被生物黑客们 DIY 制作出来后，价格迅速降低到普通民众能够接受的程度。而且，已经出现了很多开源设计，人们只需要按照设计购买材料就可以自己制作一个热循环仪（图 5-62）。

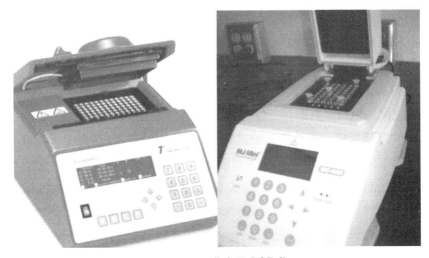

图 5-61　一些商用 PCR 仪

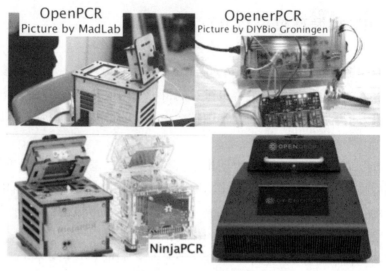

图 5 - 62　一些开源 PCR 仪

5.5.1　热循环仪的基本原理

　　PCR 的基本原理是根据 DNA 的半保留复制，以及 DNA 分子在体外不同温度下双链和单链可互相转变的机制，在体外人为地控制反应系统的温度，借助一种热稳定的 DNA 聚合酶，经过三个步骤的循环来大量扩增引物之间的序列。PCR 实验的基本步骤如下：

　　（1）高温变性。反应混合物被加热到 94 ℃。在该温度下，双链 DNA 两条链之间的氢键被打断，变性为单链 DNA（模板 DNA）。

　　（2）低温退火。混合物被快速冷却到 40 ～ 60 ℃（某个退火温度）的时候，每个模板 DNA 分子的两条双链能够在该温度下重新结合，但这种情况发生的概率不大，因为混合物中混合有大量的短 DNA 分子，这些短 DNA 分子称为引物。由于模板 DNA 比引物复杂得多，引物和模板之间的碰撞结合机会远远高于模板互补链之间的碰撞，这就使 PCR 后期的过程成为可能。退火的温度不能太低，以保持 DNA 聚合酶的活性。

　　（3）适温延伸。接着，温度又被升高到 74 ℃，这是 DNA 聚合酶的最佳工作温度。在 DNA 聚合酶的催化反应作用下，引物沿单链模板延伸为双链 DNA，实现 DNA 的扩增。刚开始的 2 条 DNA 链，倍增为 4 条。接下来，温度又要升高到 94 ℃，进入高温变性阶段，重复上述三个阶段的反应。

PCR 反应会重复进行变性 – 退火 – 延伸三个反应阶段，重复一次为一个循环（图 5 – 63），需要控制反应温度周期性循环变化，因此用于这个反应的仪器称为热循环仪。一般来说，重复循环 25 次后，在反应开始时用到的双链 DNA 分子中会有一段序列的拷贝数量超过 5000 万。至于是哪一个区段被扩增完全由引物在退火时所处的位置决定。

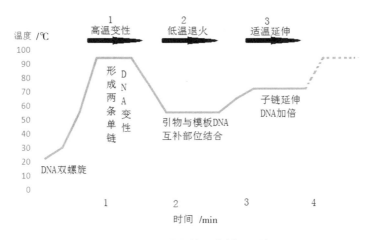

图 5 – 63　PCR 的一个循环示意

5.5.2　热循环仪的工作原理

热循环仪按照变性、退火、延伸需要的时间和温度，控制整个 PCR。热循环仪最复杂的地方在于程序控制的逻辑，必须控制三个阶段的温度，且能够完成参数的设置。

发热元件选用水泥电阻，其特点是散热快速，适合快速退火阶段的控制。控制电路用到了三只 MOSFET 管，作为开关元件控制发热元件和电机风扇。用 MOSFET 管进行温度控制、电机控制，以及液晶显示和参数设置在前面已经介绍过，此处不再赘述。完整的控制电路如图 5 – 64 所示。

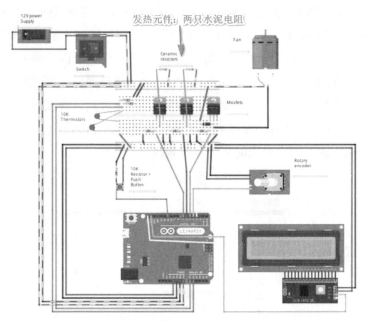

图 5 –64　热循环仪（PCR）面包板接线

5.5.3　热循环仪的参考程序

/ *********** Libraries ********** /

#include < math.h >　// loads a library with more advanced math functions

#include < Wire.h >　// Needed for I^{2}C connection with LCD screen

#include "LiquidCrystal_ I^{2}C.h" // Needed for operating the LCD screen

#include <OneWire.h >// Needed for the temperature sensors

#include <DallasTemperature.h > // Temperature reading library

/ ********************************* /

```
booleantoggleLidHeater = true;    // False = heater off,
True = heater on
    intlidTemp = 50;      // Target lid temp
    inttempSensorType = 0;  // 0 = 10K NTC thermistor; 1 =
DS18B20 digital temperature sensor

    const int encoder_dt = 3;   // rotaryEncoder dt pin
    const int encoder_clk = 4;
    / ****** LCD *********** /
    // Set the LCD address to 0x27 for a 1602 LiquidCrystal;
    LiquidCrystal_ I²C lcd(0x27, 16, 2);
    / *************************************** /

    / * Thermocycler Settings **** /
    StringstageNames[3] = { "Denat", "Anneal", "Elon" }; //
Names of Stages
    inttempSettings[3] = { 0, 0, 0}; // Temperatures of
each stage
    inttimeSettings[3] = { 0, 0, 0}; // Duration of each stage
    intcoolSettings[3] = { 1, 0, 0}; // Toggle to enable fan /
cooling after stage (only after Denat stage)
    intcycleSetting = 0;    // Max number of cycles

    // Pins
    #definefanPin 5     // The mosfet that drives the 80mm
fan is connected to pin 6
    #defineheatPin 6     // Pin for the mosfet that con-
trols the heating element
    #definelidPin 7     // Pin for the mosfet that controls
```

the lid heater

```
// Temperature read
int val;                   // Create an integer variable to
temporarily store the thermistor read
double currentTemp;        // Variable to hold the current
temperature value
double currentLidTemp;     // Variable to hold the current
lid temperature value
#define TempPin1 9     // DS18S20 Signal pin on digital 9
# define TempPin2 10        // DS18S20 Signal pin on
digital 10

// Setup a oneWire instance to communicate with any One-
Wire devices (not just Maxim/Dallas temperature ICs)
OneWire oneWire1(TempPin1);
OneWire oneWire2(TempPin2);

// Pass our oneWire reference to Dallas Temperature.
DallasTemperature tempSensor1(&oneWire1);
DallasTemperature tempSensor2(&oneWire2);

// PCR cycling variables
int stageTemp = 0;     // Target temperature of the cur-
rent stage
int stageTime = 0;     // Duration of current stage
int cycleCounter = 0;    // Counter of number of cycles com-
pleted
int currentState = 0;   // 3 states: Denat, Anneal and Elon
```

```
unsigned longcurrentStageStartTime = 0;  // Beginning of
the current Stage
    int currentStage = 0;   // In each stage, go through 3
states: Ramping, Steady, Cooling
    inttoggleCooling = 0;   // Toggle to skip or execute
Stage 3: Cooling
    boolean showtime = false; // Display time on display
    / ************************************** /


    / *************************************************
    /   Set the initial STATE of the machine
    /    In this code we will switch operation modes, from
(programming time, to programming temp) x3, to cycling, to
stopping /slowing down
    ************************************************** /
    #define STATE_ DENAT_ TIMEPROG 1
    #define STATE_ DENAT_ TEMPPROG 2
    #define STATE_ ANNEAL_ TIMEPROG 3
    #define STATE_ ANNEAL_ TEMPPROG 4
    #define STATE_ ELON_ TIMEPROG 5
    #define STATE_ ELON_ TEMPPROG 6
    #define STATE_ CYCLESPROG 7
    #define STATE_ CYCLING 8
    #define STATE_ STOP 9

    byte state = STATE_ DENAT_ TIMEPROG;
    / ******************************************* /


    / *** Machine User Interface ******* /
```

```
booleanbuttonState = 0;     // Start button
booleanlastButtonState = false; // Debounce variable
longlastDebounceTime = 0;   // the last time the output
pin was toggled
longdebounceDelay = 500;     // the debounce time; in-
crease if the output flickers
intledstate = false;        // Blinking indicator LED

// Pins
#definebuttonPin 11   // the number of the pushbutton pin
#defineledPin 13       // the number of Arduino's onboard
LED pin
/ ******************************************** /

/ *************************************
/   Rotary Encoder
***************************** /

volatile intlastEncoded = 0;
volatile longencoderValue = 0;

longlastencoderValue = 0;

intlastMSB = 0;
intlastLSB = 0;
/ ***************** /

/ ***********************************************
/   Variables needed for keeping track of time
```

```
*/
uint32_t lastTick = 0;   // Global Clock variable
intLCDTime = 0;       // Time tracker for LCD update

/* Useful Constants */
#define SECS_PER_MIN  (60UL)
#define SECS_PER_HOUR (3600UL)
#define SECS_PER_DAY  (SECS_PER_HOUR * 24L)

/* Useful Macros for getting elapsed time */
#definenumberOfSeconds(_time_) (_time_ % SECS_PER_
MIN)
#definenumberOfMinutes(_time_) ((_time_ / SECS_PER_
MIN) % SECS_PER_MIN)
#definenumberOfHours(_time_) (( _time_ % SECS_PER_
DAY) / SECS_PER_HOUR)
#defineelapsedDays(_time_) ( _time_ / SECS_PER_DAY)
/ *********************************************** /

/* Setup function, this code is only executed once *** /
voidsetup() {
  // Update clock
  lastTick = millis();

  // Initialize I²C connection with the LCD screen
  Wire.begin();

  // Open serial connection with the computer and print a
message
```

```
Serial.begin(9600);
Serial.println(F("BioHack Academy Thermocycler"));

// initialize the LED pin as an output:
pinMode(ledPin, OUTPUT);
// initialize the pushbutton pin as an input:
pinMode(buttonPin, INPUT);
// initializerotaryEncoder
pinMode(encoder_dt, INPUT);
pinMode(encoder_clk, INPUT);
digitalWrite(encoder_dt, HIGH);
digitalWrite(encoder_clk, HIGH);

attachInterrupt(1, updateEncoder, CHANGE);

// fan and heating and set low
pinMode(fanPin, OUTPUT);
pinMode(heatPin, OUTPUT);
pinMode(lidPin, OUTPUT);
digitalWrite(fanPin, LOW);
digitalWrite(heatPin, LOW);
digitalWrite(lidPin, LOW);

// Start up the temperature sensor library
tempSensor1.begin();
tempSensor2.begin();

// Initialize theLCD and print a message
lcd.init();
```

```
      lcd.backlight();
      lcd.clear();
      lcd.setCursor(0,0);
      lcd.print(F("Your Name"));
      lcd.setCursor(0,1);
      lcd.print(F("Thermocycler"));
      delay(1000);
      lcd.clear();
    }
  / ************* /


  / ************************************************
  /   Thermistor function converts the raw signal into
a temperature
  /   NOTE: no longer used
  * /
  doubleThermister(int RawADC) {   // Function to perform
the fancy math of the Steinhart-Hart equation
      double Temp;
    Temp = log(((10240000 /RawADC) -10000));
      Temp  = 1  / ( 0.001129148  + ( 0.000234125  +
(0.0000000876741 * Temp *Temp )) * Temp );
      Temp = Temp -273.15;                      // Convert Kelvin
to Celsius
      // Temp = (Temp * 9.0)/5.0 +32.0; // Celsius to Fahren-
heit -comment out this line if you need Celsius
      return Temp;
    }
  / ***************************************** /
```

```
/ ********** Loop function, this code is constantly re-
peated ****** /
voidloop() {
  // Update clock
  uint32_t time = millis();      // current time since
start of sketch
  uint16_t dt = time - lastTick; // difference between
current and previous time
  lastTick = time;
  val = analogRead(A0);          // Read the Analog port 0
and store the value in val
  currentTemp = Thermister(val); // Runs the fancy math
function on the raw analog value
  val = analogRead(A1);          // Read the Analog port 1
and store the value in val
  currentLidTemp = Thermister(val); // Runs the fancy
math function on the raw analog value

  // Print temperature to computer via Serial
  // Serial.print("Lid Temperature: ");
  // Serial.println(currentLidTemp);

  // Check whether the button is pressed
usingdebounce timer
  int reading = digitalRead(buttonPin);

  if ((millis() - lastDebounceTime) > debounceDelay) {
    if (reading == 1) {
      buttonState = 1;
```

```
        lastDebounceTime = millis();
      }
    }
  else {
      buttonState = 0;
    }

    // Blink the LED, indicating that theArduino is work-
ing
    if (ledstate = = false) {
      digitalWrite(ledPin, HIGH); // turn LED on
      ledstate = true;
    }
    else {
      digitalWrite(ledPin, LOW); // turn LED off
      ledstate = false;
    }
    // Do machine logic
    machineUpdate(dt);

    // Reset button state
      buttonState = 0;

    // Wait 10microsconds before restarting the loop
    delay(10);
  }
  / ********************************************
* /
```

```
/ ****************************************************
/   machineUpdate, this function checks in which STATE
the device is and executes the code that belongs to
that STATE
/   starting with STATEs to allow the user to set the PCR
paramters of the device, such as temperate and time of each
stage and the number of cycles
/   the next STATE is to execute the PCR protocol
/   final STATE to stop the machine and reset the set-
tings
* /
voidmachineUpdate(uint16_t dt) {
// STATE_DENAT_TIMEPROG is the first state in which
the user can set the time of the Denat stage should last
    if(state = = STATE_DENAT_TIMEPROG) {
// Sanitize the values of the Rotary encoder, no less
than 0, no more than 100
        if(encoderValue < 0) encoderValue = 0;
        if(encoderValue /2 > 120) encoderValue = 240;

        // Convert encoder value to seconds
        timeSettings[0] = encoderValue /2;

        // Display time setting on theLCD
        lcd.setCursor(0, 0);
        lcd.print(F("Denat Time"));
        lcd.setCursor(11, 0);
        lcd.print(time(timeSettings[0]));
```

// In case the button is pressed, continue to next state

```
if (buttonState > 0) {
  stateChange(STATE_DENAT_TEMPPROG);
  encoderValue = 0; // reset encoderValue
  }
}
```

// STATE_DENAT_TEMPPROG is similar to STATE_DENAT_TIMEPROG, but now the user can set the temperature of the Denat stage

```
if (state == STATE_DENAT_TEMPPROG) {
  // Sanity check
  if (encoderValue < 0) encoderValue = 0;
  if (encoderValue > 200) encoderValue = 200;

  tempSettings[0] = encoderValue /2;

  // Display the settings on theLCD
  lcd.setCursor(0,1);
  lcd.print(F("Denat Temp"));
  lcd.setCursor(11,1);
  lcd.print(encoderValue /2);
  lcd.print("  ");

  // Continue to next state if the button is pressed
  if (buttonState > 0) {
    stateChange(STATE_ANNEAL_TIMEPROG);
    lcd.clear(); // reset LCD screen
    encoderValue = 0; // reset encoderValue
```

```
          }
      }


// now the user can set the time of the Anneal stage
should last
      if (state = = STATE_ANNEAL_TIMEPROG) {

      // Sanitize the values of the Rotary encoder, no less
than 0, no more than 100
      if (encoderValue < 0) encoderValue = 0;
      if (encoderValue > 240) encoderValue = 240;

      // Convert encoder value to seconds
      timeSettings[1] = encoderValue /2;

      // Display time setting on theLCD
      lcd.setCursor(0, 0);
      lcd.print(F("Anneal Time"));
      lcd.setCursor(11, 0);
      lcd.print(time(timeSettings[1]));

      // In case the button is pressed, continue to
next state
      if (buttonState > 0) {
        stateChange(STATE_ANNEAL_TEMPPROG);
        encoderValue = 0; // reset encoderValue
      }
    }
// now the user can set the temperature of the
```

Anneal stage

```
    if (state = = STATE_ANNEAL_TEMPPROG) {
      // Sanity check
      if (encoderValue < 0) encoderValue = 0;
      if (encoderValue > 200) encoderValue = 200;
    tempSettings[1] = encoderValue /2;
      // Display the settings on theLCD
      lcd.setCursor(0, 1);
      lcd.print(F("Anneal Temp"));
      lcd.setCursor(11, 1);
      lcd.print(encoderValue /2);
    lcd.print("  ");

      // Continue to next state if the button is pressed
      if (buttonState > 0) {
        stateChange(STATE_ELON_TIMEPROG);
        lcd.clear(); // reset LCD screen
        encoderValue = 0; // reset encoderValue
      }
    }


    // now the user can set the time of the Elon stage
should last
    if (state = = STATE_ELON_TIMEPROG) {

      // Sanitize the values of the Rotary encoder, no less
than 0, no more than 100
      if (encoderValue < 0) encoderValue = 0;
      if (encoderValue > 240) encoderValue = 240;
```

```
// Convert encoder value to seconds
timeSettings[2] = encoderValue /2;

// Display time setting on theLCD
lcd.setCursor(0,0);
lcd.print(F("Elon Time"));
lcd.setCursor(11,0);
lcd.print(time(timeSettings[2]));

// In case the button is pressed, continue to
next state
    if(buttonState > 0){
      stateChange(STATE_ELON_TEMPPROG);
      encoderValue =0; // reset encoderValue
    }
  }


// now the user can set the temperature of the
Elon stage
    if(state = = STATE_ELON_TEMPPROG){

// Sanity check
    if(encoderValue < 0) encoderValue =0;
    if(encoderValue > 200) encoderValue =200;

tempSettings[2] = encoderValue /2;

// Display the settings on theLCD
lcd.setCursor(0,1);
```

```
lcd.print(F("Elon Temp"));
lcd.setCursor(11,1);
lcd.print(encoderValue /2);
lcd.print("  ");


// Continue to next state if the button is pressed
if (buttonState > 0) {
  stateChange(STATE_CYCLESPROG);
  lcd.clear(); // reset LCD screen
  encoderValue =0; // reset encoderValue
}
}


// now the user can set the number of PCR cycles
if (state = = STATE_CYCLESPROG) {

  // Sanity check
  if (encoderValue < 0) encoderValue =0;
  if (encoderValue > 200) encoderValue =200;


  cycleSetting = encoderValue /2;

  // Display the settings on theLCD
  lcd.setCursor(0,1);
  lcd.print(F("Cycles"));
  lcd.setCursor(8,1);
  lcd.print(encoderValue /2);
  lcd.print("  ");
```

```
// Continue to next state if the button is pressed
if (buttonState > 0) {
   stateChange(STATE_CYCLING);
   lcd.clear(); // reset LCD screen
   encoderValue = 0; // reset encoderValue
   currentState = 1; // start at first state ramp up,
steady, cool
   currentStage = 0; // start at first stage denat, an-
neal, elon
   cycleCounter = 1; // start at first cycle
 }
}


// StateCyling is the state in which the thermocycler
is running
if (state = = STATE_CYCLING) {

   LCDTime + = dt; // Update LCD once every second
   if (LCDTime > 1000) {
     LCDTime = 0;

     // Print toLCD
     lcd.clear();
     lcd.setCursor(0, 0);
     lcd.print(F("C "));
     lcd.print(cycleCounter);
     lcd.print("/");
     lcd.print(cycleSetting);
     lcd.print(" ");
```

```
    if (currentStage = =0) lcd.print("D ");
    if (currentStage = =1) lcd.print("A ");
    if (currentStage = =2) lcd.print("E ");
    if (showtime) {
        lcd.print(round((stageTime - (millis() - cur-
rentStageStartTime)) /1000));
    }
    lcd.setCursor(0,1);
    lcd.print(F("Temp "));
    lcd.print(round(currentTemp));
    Serial.print("temp on LCD: ");
    Serial.println(round(currentTemp));
    lcd.print("/ ");
    lcd.print(stageTemp);
    lcd.print("  ");
    lcd.print(currentLidTemp);
}

if (cycleCounter < cycleSetting) { // Check whether
we have not completed all cycles
    // If not, go through 3 PCR stages:Denat, Anneal and
Elon
    if (currentStage = =3) {
    currentStage =0;
    cycleCounter + +; // After completion of all three
PCR stage, add 1 to the cycleCounter
    }
    stageTemp = tempSettings[currentStage]; // set the
PCR stage target temperature
    stageTime = timeSettings[currentStage] * 1000; //
```

set the PCR stage time

```
        toggleCooling = coolSettings[currentStage]; //
set whether the machine needs to cool after completing the
PCR stage
    }
    else{ // all cycles are done!

        // Print a message to theLCD
        lcd.clear();
        lcd.setCursor(0,0);
        lcd.print(F("Done! "));
        delay(1000);
        lcd.clear();

    stateChange(STATE_STOP);
    }


    // Change state if the user presses the button
    if(buttonState > 0){
      stateChange(STATE_STOP);
      lcd.clear();
    }
}


// StateStop stops the cycling
if(state == STATE_STOP){
  // Reset the PCR settings

  tempSettings[0] = 0; // Denat temp
```

```
timeSettings[0] = 0;  // Denat time
tempSettings[1] = 0;  // Anneal temp
timeSettings[1] = 0;  // Anneal time
tempSettings[2] = 0;  // Elon temp
timeSettings[2] = 0;  // Elon time
cycleSetting = 0;     // Max number of cycles


// PCR cycling variables
stageTemp = 0;        // Target temperature of the current stage
stageTime = 0;        // Duration of current stage
cycleCounter = 0;     // Counter of number of cycles completed
currentStage = 0;     // Go through 3 stages: Denat, Anneal and Elon
currentStageStartTime = 0; // Beginning of the current Stage
currentState = 0;     // In each stage, go through 3 states: Ramping, Steady, Cooling
toggleCooling = 0;    // Toggle to skip or execute State 3: Cooling


// Stop heating and fan
digitalWrite(fanPin, LOW);
digitalWrite(heatPin, LOW);
digitalWrite(lidPin, LOW);


// Go back to the first state
stateChange(STATE_DENAT_TIMEPROG);
```

```
  }
  / ***************************************************
  /   The actual PCR cycles
  /   The code above manages the 3 stages: Denat, Anneal, E-
longate
  /   Now we need to go through 3 states: Ramping the tem-
perature up, maintain a Steady State, and Cooling if neces-
sary
  */
  if (currentState = =1) {
  // RAMPING UP
    if (currentTemp < stageTemp -5) {
      digitalWrite(heatPin, HIGH);
      digitalWrite(fanPin, LOW);
      showtime = false;
    }
    else if (currentTemp < stageTemp -2) {
      analogWrite(heatPin, 200);
      digitalWrite(fanPin, LOW);
      showtime = false;
    }
    else {
      Serial.println(F("Reached Steady State"));
      currentStageStartTime = millis(); // Set timer
      showtime = true;
      currentState =2; // Continue STEADY STATE stage
    }
  }
  if (currentState = =2) {
```

```
// STEADY STATE
if (millis() - currentStageStartTime < stageTime) {
// Check whether we completed the state
    if (currentTemp > stageTemp) { // Temperature too
high, so switch off heater
      digitalWrite(heatPin, LOW);
    } else { // Temperature too low, so turn on heater
      digitalWrite(heatPin, HIGH);
    }
  }
  else {
    Serial.print(F("Steady state finished. Temp: "));
    Serial.println(currentTemp);
    digitalWrite(heatPin, LOW);
    currentState = 3; // Continue to COOLING stage
  }
}
if (currentState == 3) {
  // COOLING
  showtime = false;
  // Set target temp of the next stage
  stageTemp = tempSettings[1];

  if (currentTemp > stageTemp && toggleCooling == 1)
{ // Check whether we need to cool
    Serial.println(F("Cooling down"));
    digitalWrite(fanPin, HIGH);
  }
  else {
```

```
        Serial.println(F("currentStage done"));
        digitalWrite(fanPin, LOW);

        currentState =1; // Back to RAMPING UP state
          currentStage + +; // Go from Denat, to Anneal
to Elon
      }
    }


    if (currentState > 0 && toggleLidHeater) {
      // LID HEATER
      if (currentLidTemp < lidTemp -5) {
      digitalWrite(lidPin, HIGH);
      }
        else if (currentLidTemp < lidTemp -2) {
        analogWrite(lidPin, 200);
      }
      else {
        digitalWrite(lidPin, LOW);
      }
    }
  }
  / ****************************************************
  /   stateChange switches the machine logic from one
state to another
   * /
  voidstateChange(byte newstate) {
    // set new state
    state =newstate;
```

```
   // reset button
   buttonState = 0;
}
/ ************************************************
* /
voidupdateEncoder() {
   int MSB = digitalRead(encoder_dt);
   int LSB = digitalRead(encoder_clk);
   int encoded = (MSB < < 1) | LSB;
   intsum   = (lastEncoded < < 2) | encoded;
   Serial.println(sum);
   if (sum = = 0b0011 || sum = = 0b1100) {
      encoderValue + +;
   }
   if (sum = = 0b1001 || sum = = 0b0110) {
      encoderValue ——;
   }
lastEncoded = encoded;
}
/ ************************************************
/   time converts seconds to minutes:seconds format
* /
Stringtime(int val) {
   // calculate number of days, hours,minutesmḿ and sec-
onds
   int days = elapsedDays(val);
   int hours = numberOfHours(val);
   int minutes = numberOfMinutes(val);
   int seconds = numberOfSeconds(val);
```

```
String returnval = "";
// digital clock display of current time
returnval = printDigits ( minutes ) + ":" + printDigits
(seconds) + "   ";
// return value
return returnval;
}
/ ****************************************************
* /
/ ****************************************************
/    printDigits adds an extra 0 if the integer is
below 10
* /
String printDigits(int digits) {
// utility function for digital clock display: prints
colon and leading 0
String returnval = "";
if (digits < 10)
returnval + = "0";
returnval + = digits;
return returnval;
}
```

5.5.4　热循环仪的外壳制作

5.5.4.1　材料清单

热循环仪（PCR）制作材料和工具清单包括：12 V 风扇 ×1、船型开关 ×1、热敏电阻 ×1、电阻 ×4、L^{2}C 液晶转接板 ×1、大功率 MOS 管 ×3、二极管 ×1、按键 ×2、12 V、4 A 电源 ×1、面包板 ×1、旋转编码器 ×1、USB

线×1、M3 多规格螺丝螺母、外壳零件（套）×1、多规格杜邦线、连接线材、离心管、橡胶脚、定制 PCR 管架。

主要工具为十字螺丝刀、电烙铁，热熔枪。

5.5.4.2　零件的配合与器件安置

（1）定制管架、温度传感器及水泥电阻的处理（图 5－65）。为了方便测定温度，试管架的材质宜选用铝合金等金属材质，普通的创客空间可能不具备制作条件，可以用 Solid Works 软件绘图后交给网上店家制作。我们的热循环仪管架较小，容量不大，这样更容易加热和散热。

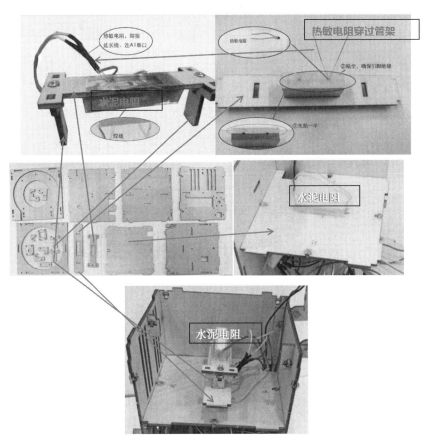

图 5－65　热循环仪定制管架、温度传感器及水泥电阻的安装位置

　　热敏电阻从小孔穿过定制的管架，在引脚上焊接导线延长后，贴合到水泥电阻上，以便检测温度。两片水泥电阻和管架安装成三明治结构，从上下两侧加热，让温度均匀。

　　（2）外壳与风扇、电路板等的安装（图5－66）。

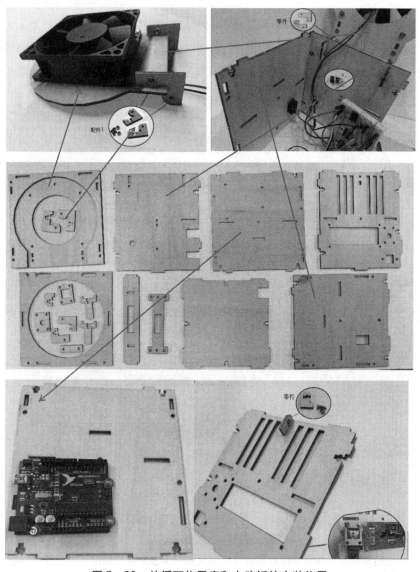

图5－66　热循环仪风扇和电路板的安装位置

（3）外壳拼接（图 5 –67）。

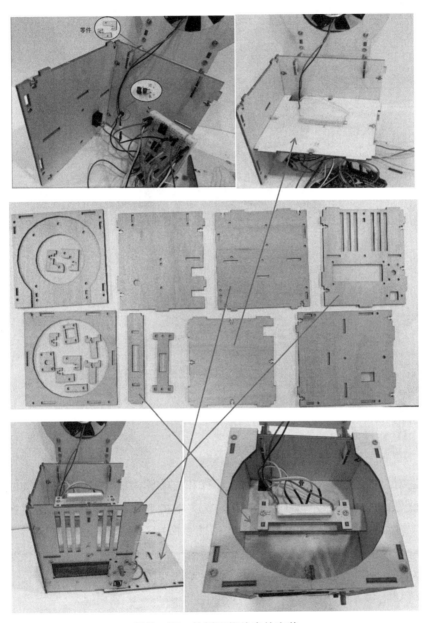

图 5 –67　热循环仪外壳的安装

外壳安装好后，电子元件被封装在外壳的下半部分，发热源在工作空间内，温度传感器紧贴发热源。完成效果如图5-68所示。

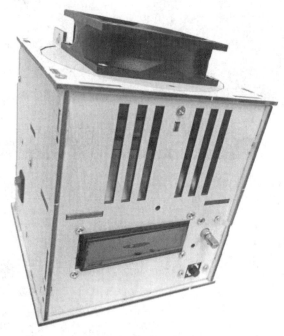

图5-68 热循环仪完成

5.6 DIY 注射泵

注射泵由步进电机及其驱动器、丝杆和支架等构成，具有往复移动的丝杆、螺母，因此也称为丝杆泵。螺母与注射器的活塞相连，注射器里盛放药液，实现高精度，平稳无脉动的液体传输。医用注射泵主要用在重症监护室，可以输送营养物质、血管扩张剂和血管收缩剂等，还可以输入化疗药、激素及麻醉剂等，这是因为注射泵具有如下功能优势：

（1）适用于需要缓慢给药且用药量比较少的病人。

（2）精确控制给药流速，流速范围宽，可做到更精确的用药。

（3）具有程控功能，可用于开启更先进的治疗项目。

（4）快捷操作，争取抢救时间。

（5）利用内置加热功能，达到提高输液的舒适性，降低药物渗漏概率。

（6）利用注射泵的各种报警功能，达到降低医护人员劳动强度，提高临床安全性及减少护理人员的目的。

另外，还有一种原理类似于注射泵的输液泵。输液泵一般称作容量泵，主要目的是替代传统的重力式吊瓶输液，达到更加精准和更加安全给药的目的。在小剂量给药方面，输液泵不如注射泵精确，但输液泵也能做到程序控制，具有跑针报警和输液加温等功能，且输液泵的耗材更加便宜。

本项目制作的注射泵成本比商用的注射泵（图 5 -69）低得多，但功能方面也有较多不足，可用于实验室。

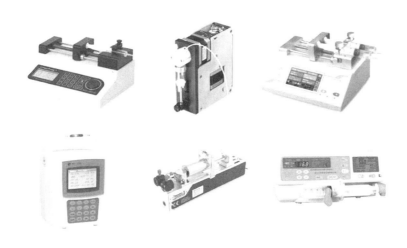

图 5 -69　各种商用注射泵

5.6.1　注射泵的基本原理

注射泵由步进电机提供动力，利用丝杆螺母机构推动注射器进行液体注射。步进电机通过变速齿轮带动丝杆转动，丝杆每转动一周，螺母推进一个螺距的距离。这样，通过丝杆和齿轮的两级减速，实现微量、稳定的推进。由于步进电机的控制精度较高，加上丝杆和齿轮的减速作用，通过反馈控制可以把误差降低到很小的范围，从而实现高精度、平稳无脉动地进行液体传输（图 5 -70）。

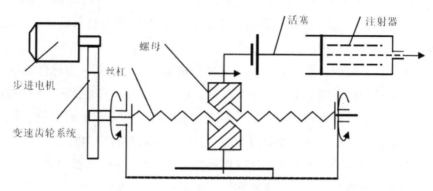

图 5-70　注射泵的基本原理示意

5.6.2　注射泵的控制原理

注射泵控制的核心在于对步进电机的控制。作为一种控制用的特种电机，步进电机无法直接接到直流或交流电源上工作，必须使用专用的驱动电源（步进电机驱动器）。

5.6.2.1　步进电机的驱动原理

一般来说，步进电机分为二相、三相、五相等，这是根据电机定子的数量来分类的。二相步进电机具有 2 个定子，三相步进电机有 3 个定子，五相步进电机有 5 个定子。

步进电机转子分为反应式、永磁式和混合式三种（图 5-71）。反应式转子由软磁材料制成，励磁时才产生磁性；永磁式转子由永磁材料制成；混合式由上述两种材料制成。

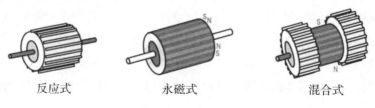

图 5-71　电机转子

转子和定子带有一些"齿"，当定子线圈通电时，转子的"齿"与定子线圈的"齿"之间存在一个夹角，在磁力线作用下，转子会转动一个角度，然后保持与定子线圈的"齿"对齐的位置上。因此，一个脉冲信号驱动定子线圈励磁，转子会转动一个特定的角度（无细分控制），下一个脉冲信号将使定子线圈的励磁情况改变，迫使定子继续转动（图5-72）。这个脉冲信号本质上是一种 PWM 信号。

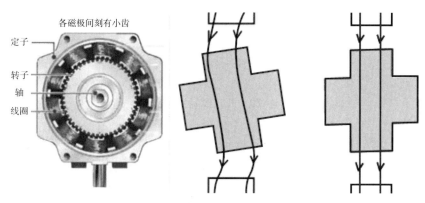

图5-72　步进电机驱动原理示意

步进电机每改变一次定子绕组上的通电状态，转子就会转过相应的角度，称为步距角。实际工作时，步进电机转过一定大小的步距角，步进电机驱动器就会接收到相应个数的 PWM 脉冲信号。通常就是步进电机的转角通过 PWM 信号的脉冲个数来控制，PWM 信号的频率则用来调节步进电机转速。精度为3%~5%，而且不会产生累计误差。

市面上市场占有率最高的是两相步进电机，这种步进电机的步距角是1.8°，也就是说：当驱动器工作在不细分的整步状态时，控制系统每发一个步进脉冲，电机转动1.8°。步进电机还可以进行细分控制，通过细分驱动器的驱动，其步距角变小，如驱动器工作在+细分状态时，其步距角只为电机固有步距角的1/10；而用细分驱动器工作在1/10细分状态时，步距角为1.8°的电机只转动了0.18°，这就是细分的基本概念。细分功能完全是由驱动器靠精确控制电机的相电流所产生，与电机无关。

对于一般的两相步进电机，步距角为1.8°，在一细分控制下，一个脉冲步进电机运行1.8°，由此转一圈360°需要200步，即200个脉冲信号。

这种步进电机就是 200 极的步进电机。步进电机的级数越高，加工精度要求越高。

5.6.2.2 步进电机的控制方式

（1）开环控制方式。一般来说，步进电机自身的定位精度可以满足设计要求时，可以采用开环控制方式，即不需要任何反馈信号，直接利用细分技术控制（图 5 – 73）。

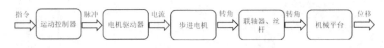

图 5 –73　开环控制方式示意

（2）半闭环控制方式。为了增加控制精度，在步进电机内部安装光电编码器作为反馈装置，控制通过扩区步进电机的转角和转速信号来调节步进电机的转速和转角，从而达到闭环控制步进电机转动的目的（图 5 – 74）。由于这种反馈闭环中未包含机械平台的运动误差，故称为半闭环。

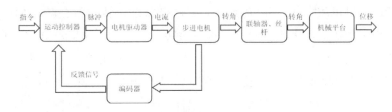

图 5 –74　半闭环控制方式示意

（3）全闭环控制方式。半闭环控制方式的反馈环内不包括机械部分，因此不能通过控制系统调整补偿机械系统产生的误差。全闭环控制方式通过直接获取机械平台的位置和速度的反馈数据进行调整和控制，实现对整个系统的闭环控制，可以调整和减小整个系统的误差。

上述三种控制方式的实现难度逐层增加。一般来说，DIY 注射泵的要求不是太高，采用开环控制方式即可。DIY 注射泵的电路如图 5 – 75 所示。

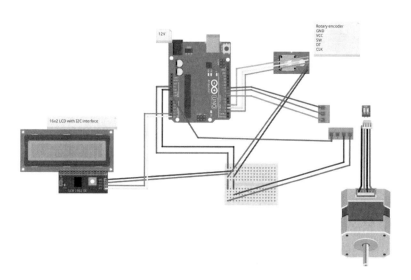

图 5-75　DIY 注射泵电路

5.6.3　注射泵的参考程序

```
#include <LiquidCrystal_I²C.h> // LCD screen lib
#include <DRV8825.h>
const int encoder_btn = 2;    // 旋转编码器的按键检测（中断
方式检测）
const int encoder_dt = 3;
const int encoder_clk = 4;
const int motor_steps = 200;
const int motor_dir_pin = 8;
const int motor_step_pin = 9;
const int motor_sleep_pin = 10;
const unsigned long total_steps = 384000; // （（步长 * 细
分 * 螺距） * 距离）200 * 32 * 0.8 * 75
LiquidCrystal_I²C lcd (0x27, 16, 2);    // 1602 液晶显示
```

器，I^{2}C 的地址是 0x27

```
DRV8825 stepper (motor_steps, motor_dir_pin, motor_
step_pin, motor_sleep_pin); // 步进电机
long last_time;    // 主循环计时器
int mosfet_switch_timer =0; // 液晶刷新计时器
int motor_rpm =1000;    // 步进电机额定转数（100% 速率）
int motor_counter =0; // 步进计数器，注射器最大时为 0
bool motor_dir =true; // 步进电机运转方向（正转 true）
byte pump_state =0;
unsigned long remain = -1;
volatile intlastEncoded =0;
volatile longencoderValue =20;
voidsetupDev ()
{
lcd.init ();
lcd.backlight ();
lcd.clear ();
lcd.setCursor (0,0);
lcd.print (F (" BioHack Academy"));
lcd.setCursor (0,1);
lcd.print (F (" Syringe Pump"));
stepper.begin (motor_rpm, 32);
stepper.setEnableActiveState (LOW);
stepper.enable ();
pinMode (encoder_btn, INPUT);
pinMode (encoder_dt, INPUT);
pinMode (encoder_clk, INPUT);
digitalWrite (encoder_btn, HIGH);
digitalWrite (encoder_dt, HIGH);
digitalWrite (encoder_clk, HIGH);
```

```
attachInterrupt (0, updateAction, RISING);
attachInterrupt (1, updateEncoder, CHANGE);
}
void setup () {
  Serial.begin (9600);
  Serial.println (F (" BioHackAcademy Syringe Pump"));
setupDev ();
delay (2000);
}
void updateLCD ()
{
lcd.clear ();
lcd.setCursor (0, 0);
  lcd.print (F (" Speed: "));
  lcd.print (encoderValue /2);
lcd.print (F (" %     "));
  switch (pump_state) {
    case 0:
lcd.setCursor (0, 1);
lcd.print (F (" Press button!   "));
      break;
    case 1:
lcd.setCursor (0, 1);
      lcd.print (F (" Injecting!    "));
      break;
    case 2:
lcd.setCursor (0, 1);
      lcd.print (F (" Pullback!     "));
      break;
  }
```

```
    }
voidloop () {
  // put your main code here
  long time = millis ();
  long dt = time – last_time;
  last_time = time;
  mosfet_switch_timer + = dt;
  if (mosfet_switch_timer > 300) {
    mosfet_switch_timer – = 300;
updateLCD ();
  }
  unsigned wait_time_micros = stepper.nextAction ();
  remain = stepper.getStepsRemaining ();
  if (remain = = 0 && pump_state = = 1) {
delay (10000);
stepper.setRPM (motor_rpm /100 * encoderValue /2);
stepper.startMove ( –total_steps);
    pump_state = 2;
  }
  if (remain = = 0 && pump_state = = 2) {
    pump_state = 0;
  }
  if (encoderValue < -5) {
stepper.setRPM (motor_rpm /2);
stepper.move ( –6400);
  }
}
voidupdateEncoder () {
  int MSB = digitalRead (encoder_dt);
  int LSB = digitalRead (encoder_clk);
```

```
int encoded = (MSB << 1) | LSB;
intsum  = (lastEncoded << 2) | encoded;
// Serial.println (sum);
if (sum = =0b0011 || sum = =0b1100) {
encoderValue + +;
}
if (sum = =0b1001 || sum = =0b0110) {
encoderValue ——;
}
lastEncoded = encoded;
}
voidupdateAction () {
if (encoderValue /2 > =20 && pump_ state = =0 && re-
main = =0) {
pump_ state =1;
stepper.setRPM (motor_rpm /100 * encoderValue /2);
stepper.startMove (total_steps);
}
}
```

5.6.4 注射泵的外壳制作

5.6.4.1 材料清单

DIY 注射泵电路制作材料和工具清单包括：Arduino 板 ×1、USB 线 ×1、NEMA 17 步进电机 ×1、步进驱动板、I^2C 液晶转接板、大功率 MOS 管 ×2、8 mm 光滑杆、LM8UU 直轴承、轴耦合、M5 螺纹杆、六角 M5 螺母、0.1 μF 电容、旋转编码器、旋钮 ×1、12 V、5 A 电源 ×1、电源插孔 ×1、迷你面包板 ×1、M3 多规格螺丝螺母、外壳套件 ×1、多规格杜邦线、连接线材、注射器（图 5 - 76）。

主要工具为十字螺丝刀、电烙铁，热熔枪。

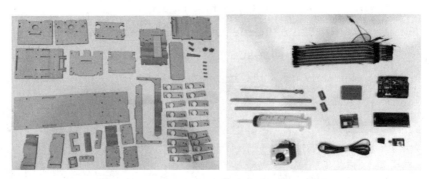

图 5-76 DIY 注射泵外壳零件和电子元件

5.6.4.2 外壳零件、电子元件的配合与安装

（1）步进电机的安装（图 5-77）。

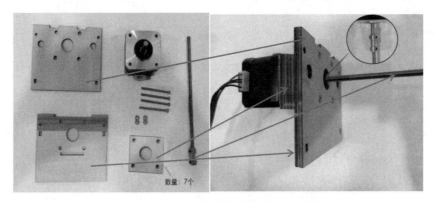

数量：7个

图 5-77 DIY 注射泵步进电机的安装

注意，图 5-77 左侧的两块木板重合在一起安装。

（2）外壳和直轴承的配合与安装（图 5-78）。

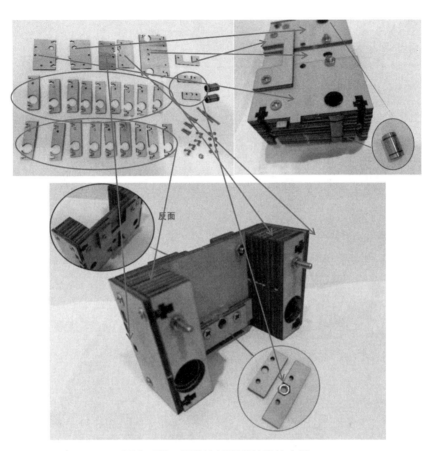

图 5 -78　DIY 注射泵直轴承的安装

（3）外壳拼接（图 5 - 79）。

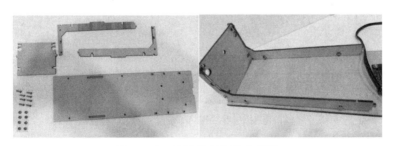

图 5 -79　DIY 注射泵外壳拼接

（4）主板和电子元件的安装（图5-80）。

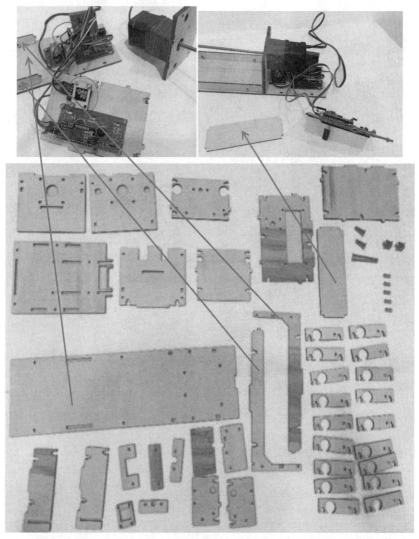

图5-80 DIY注射泵主板和部分电子元件的安装位置

（5）外壳主体部分拼装（图5-81）。

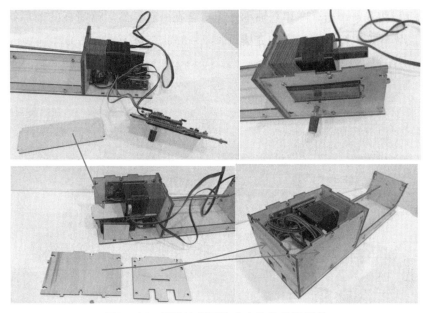

图5-81　DIY注射泵外壳主体部分的拼装

（6）外壳（推进和注射部分）拼装（图5-82）。

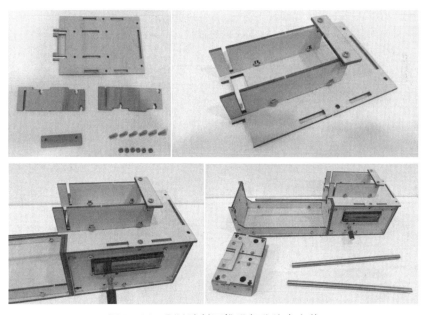

图5-82　DIY注射泵推进部分外壳安装

（7）将 8 mm 光滑杆和直轴承外壳拼合在一起，然后给滑杆的前后结尾处上点热溶胶进行固定，安装完毕（图 5 –83）。

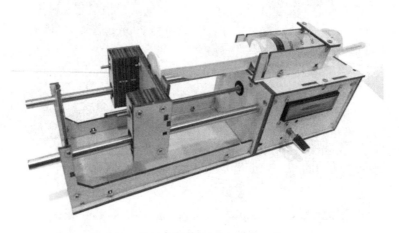

图 5 –83　DIY 注射泵安装完毕

6　结语

玩"创客"的目的是能够更好地掌握知识，并能够运用知识进行创意和创造。DIY 生物医学实验设备，既可以作为训练技能的手段，也可以作为未来开展创客活动的基础。在拥有 DIY 离心机、DIY 微生物培养箱、DIY 无菌罩、DIY 热循环仪（PCR）等设备后，可以继续根据开源项目设计和制作诸如 DIY 精密蠕动泵、DIY 生化反应器、DIY 分光计等设备，磨炼自己的技术，也可以利用各类实验设备开始一些生物医学类实验，去完成一些真正的生物黑客热衷的事情。

无论选择哪一个方向发展我们的技能，我们都必须牢记"终身学习"，这样才能把项目做好。在南方医科大学，创客工坊的小伙伴们把自己学习到的知识进行了教学和传播，通过以老带新，将创客的精神、知识和技能不断传播给新的创客成员，不断地丰富创客群体和创客学习的内容。有的同学从自己的专业领域中发现需求，分析问题，学习新知识技能，然后解决问题。"虫见康"项目就是这个方面的一个典型项目。

"虫见康"是公共卫生学院的一群小伙伴根据专业需求提出的一个项目。实验室对寄生虫样本的图像采集是一个耗时耗力的工作。如果要对一定数量目标人群的样本进行寄生虫、寄生虫卵的检测，需要经过采集样本、样本图像采集、智能化识别三个阶段的工作。其中，样本图像采集需要对样本的每一个部分进行显微照相，不能遗漏，这样一来，照相的工作不仅需要细致耐心的操作，而且每一个样本都需要提供上百张照片，工作量巨大。"虫见康"团队运用电子创客技能设计了半自动的图像采集设备（图6-1），通过步进电机的转动带动摄像头沿着导轨移动并拍摄载物台上的标本，设备内置无线传输功能，待图像采集完毕后可以把采集到的图像传送到指定的上位机进行模式识别。实验人员只需要安装好样本，设置和开动设备即可开始自动采集，不仅提高了采集速度，而且采集过程中不需人为干涉，极大地节省了人力和时间。

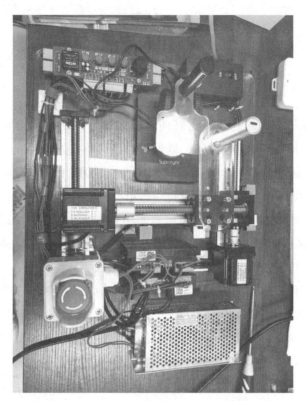

图6-1　"虫见康"项目样本半自动采集设备

　　在"网络显微镜"项目中，同学们了解过网络显微镜的工作原理，使用摄像头就能得到放大的照片。恰好观察寄生虫卵需要的放大倍数在摄像头可能实现的放大倍数之内，通过上位机对摄像头的控制即可实现自动照相采集。另外，在"注射泵"项目中，同学们了解过步进电机的驱动原理，并且了解了精确控制注射泵步进移动的丝杆机构，因此不难理解控制摄像头在水平/竖直轴上的运动的基本原理。

　　可以说，如果没有前面知识的积累，就没有"虫见康"项目的创意。但是，从创意到实现创意之间仍然有很大的一段距离要走。"虫见康"的这个半自动采集设备的实现，最终采用的控制芯片是STM32，而且涉及了上位机的编程，这些都是我们尚未学习到的知识和技能。因此，"终身学习"是我们未来学习和工作中必须有的意识。也许，每一个需求、每一个创意的实现都需要不同领域的知识和技能；也许，我们的知识和技能会永远不足以实现自己的创意。这时候，就需要我们不断扩展知识学习和技能训练的范围，"活到老学到老"不是一句空话。

完成了本书的训练项目后，我们能够继续做的事情很多。比如，改进现有的仪器设备。大家稍做搜索就能发现，有很多的研究正是关于一些医疗设备的改进的，如对"注射泵"的研究和改进就有很多工作值得开展。我国的"注射泵"研究起步较国外晚，有的参数还达不到国外产品的水准，目前有的研究就是为了改进这些参数水平而做的。除了注射泵，类似原理的输液泵呢？是不是也值得研究？PCR仪呢？另外，利用一些传感器原理，能否制作一些有助于护理工作的设备呢……种种需求和工作，都需要同学们在专业学习中有目的地去发掘和解决。

祝愿大家在创客学习和活动中都能找到自己的乐趣，有所发现！

7 附录：一些常用的网络资源推荐

7.1 一些开源社区

1. 3D 打印开源社区

https：//makelog. dfrobot. com. cn/tag – 39 – 1 – 2. html

这是 DFROBOT 网站上的一个 3D 打印社区，里面有很多 3D 打印开源项目可以参考。

https：//mc. dfrobot. com. cn/featured/3dprint

这里是 DFROBOT 网站上关于 3D 打印的学习资料，在这里你还可以下载一些软件和固件。

2. Arduino 开源社区

https：//www. Arduino. cc/reference/en/

这里是 Arduino 开源社区。

https：//www. Arduino. cn/thread – 1066 – 1 – 1. html

这里是 Arduino 社区教程。

7.2 Arduino 常用函数参考

https：//wiki. Arduino. cn/?file = home –

这里是维基百科上关于 Arduino 常用函数的文档，供小伙伴们随时查阅。文档内容包括项目结构、数字输入输出、模拟输入输出、高级输入输出、时间控制、串口通信、1602&2004LCD 驱动库、u8g2 液晶驱动库、EEPROM、USB 驱动库等常用函数和库的使用方法和案例，以及各类 Arduino 开发板的参数资料。